妇产科专家告诉您

快乐怀孕
安胎助产

付小青 ◎ 主编

吉林科学技术出版社

图书在版编目（ＣＩＰ）数据

妇产科专家告诉您快乐怀孕安胎助产 / 付小青
主编 . — 长春 : 吉林科学技术出版社，2015.5
ISBN 978-7-5384-9002-2

Ⅰ . ①妇… Ⅱ . ①付… Ⅲ . ①妊娠期－妇幼保健－基
本知识 Ⅳ . ① R715.3

中国版本图书馆 CIP 数据核字 (2015) 第 063801 号

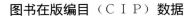

妇产科专家告诉您快乐怀孕安胎助产

主　　编	付小青							
编　　委	张旭	陈莹	周宏	李志强	易志辉	康吴儒	盛萍	周密
	彭琳玲	王玲燕	李静	陈洁	丹虎	蒋莲	柳霞	
	尹丹	刘晓辉	张建梅	唐晓磊	汤来先	吕巧玲	贲翔南	
	赵桂彩	陈振	雷建军	李少聪	刘娟	史霞	马牧晨	韶莹
	赵艳	石柳	戴小兰	李青	李文竹	周利	张苗	张阳
	黄慧	范铮	邵海燕	张巍耀	崔磊	李萍	周亮	邹丹
	曹淑媛	陆林	王玉立					

出 版 人　李梁
责任编辑　孟波 端金香
模　　特　于洋 张莹楠 张子璇 小静 刘微 陈圆圆 于娜
封面设计　长春市一行平面设计有限公司
开　　本　710mm×1000mm　1/16
字　　数　400千字
印　　张　15
印　　数　1—8000册
版　　次　2015年8月第1版
印　　次　2015年8月第1次印刷

出　　版　吉林科学技术出版社
发　　行　吉林科学技术出版社
地　　址　长春市人民大街4646号
邮　　编　130021
发行部电话/传真　0431-85635177　85651759　85651628
　　　　　　　　　85635181　85600611　85635176
储运部电话　0431-86059116
编辑部电话　0431-85642539
网　　址　www.jlstp.net
印　　刷　吉林省创美堂印刷有限公司

书　　号　ISBN 978-7-5384-9002-2
定　　价　39.90元

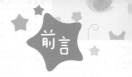

　　从知道怀孕的第一天开始，你的人生将进入全新的阶段，在这关键10个月中，每个月都会出现不同的惊喜与感受。

　　主编本书的专家带领你，从怀孕到分娩这个与胎儿最亲密的10个月中，从了解准妈妈和胎儿每周的身体变化开始，让准妈妈逐步了解，怀孕期间哪些事情是该做的，哪些事情是不该做的。只要遵循孕期"做"或"不做"的保健原则，就能让准妈妈安心养胎，顺利孕育出一个健康宝宝。

　　本书展示了大量的图片，配合科学详尽的文字，以全彩图解的形式为准妈妈排解怀孕期的多种疑虑，倡导一种明智和负责的态度，以帮助初为父母者学习。伴随准妈妈一起走过难忘的孕期，一起分享"健康怀孕"的秘诀。

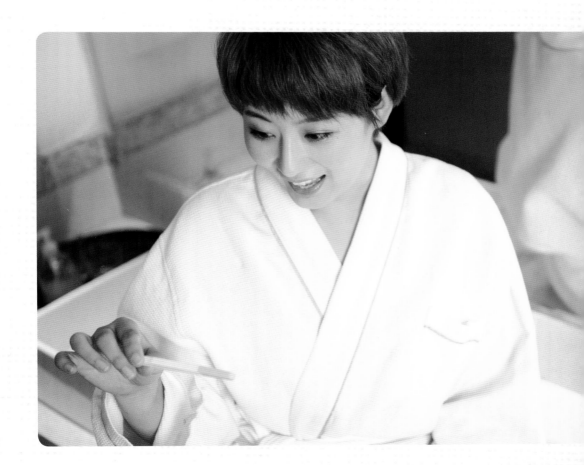

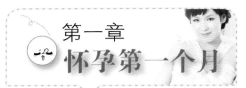

第一章
怀孕第一个月

你不应该这样吃

胎教准备

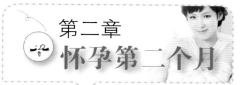

第二章
怀孕第二个月

胎儿发育

孕妈妈变化

孕妈妈健康呵护

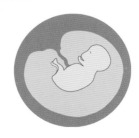

第三章 怀孕第三个月

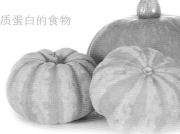

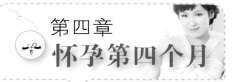

第四章
怀孕第四个月

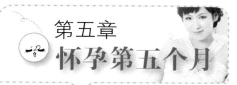

第五章
怀孕第五个月

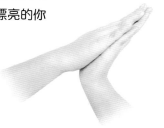

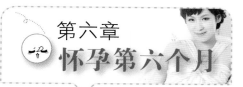

第六章 怀孕第六个月

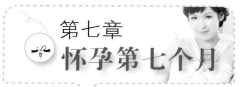

第七章

怀孕第七个月

你不应该这样吃

轻松胎教

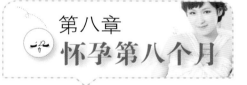

第八章
怀孕第八个月

胎儿发育

孕妈妈变化

孕妈妈健康呵护

你应该这样吃

菜谱推荐

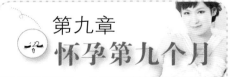

第九章
怀孕第九个月

胎儿发育

孕妈妈变化

孕妈妈健康呵护

你应该这样吃

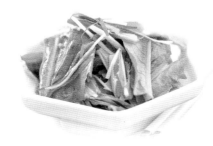

菜谱推荐

你不应该这样吃

轻松胎教

第十章 怀孕第十个月

胎儿发育

孕妈妈变化

孕妈妈健康呵护

你应该这样吃

菜谱推荐

第十一章 孕期不适症状饮食调养

腿抽筋

妊娠糖尿病

妊娠高血压综合征

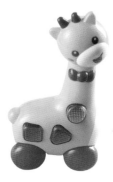

孕期失眠

妊娠纹

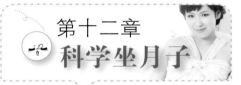

第十二章
科学坐月子

做好坐月子的准备

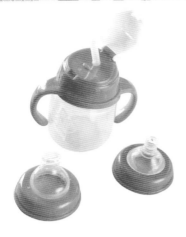

应该知道月子知识

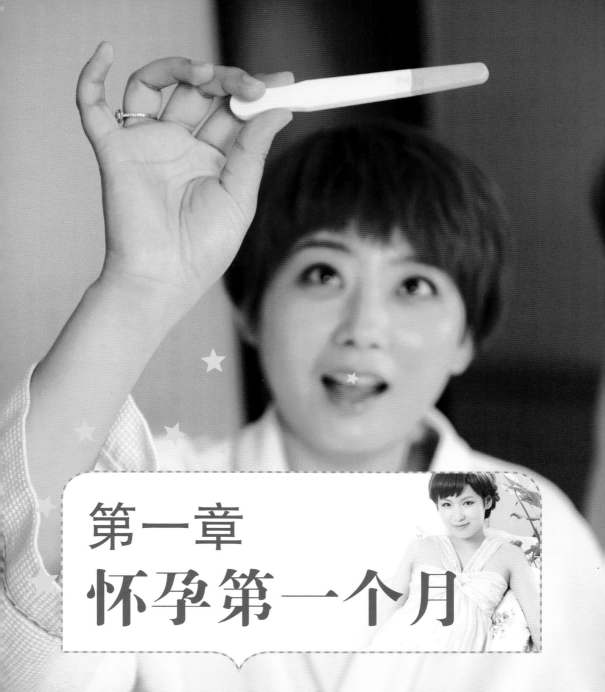

第一章
怀孕第一个月

　　妈妈和爸爸因为爱而结合，最强壮、最健康的精子会进入到妈妈的子宫，变成胚胎；怀孕之前，妈妈每月都要与"好朋友"为伴。一般来说，月经后第13~20天为最佳怀孕期，准妈妈要抓住时机哦！怀孕第4周，可能会有轻微的不舒服，有时会感到疲劳。稍安勿躁，你马上会进入丰富多彩的孕期生活。

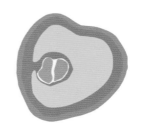
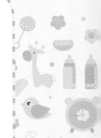

胎儿发育

第1周 我还只是精子和卵子

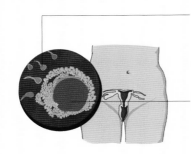

精子

男子一次射精能排出高达两亿左右个精子，但是这些精子中的大部分会在女性阴道的酸性环境中失去活力而死亡，经过重重险阻，最后仅有1~2个精子能有幸与卵子结合。

卵子

成熟的卵子在输卵管里等待精子，卵子在输卵管中的寿命为12~36个小时。

　　整个孕期按照280天计算，此时的妈妈正值经期，胎宝宝正以精子和卵子的状态分别存在于备孕爸爸和妈妈的身体内。

第2周 卵子率先发育成熟

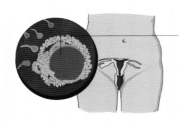

卵子

一枚卵子率先发育成熟，在输卵管内等待着精子的到来。

　　在本周，有1个卵子在妈妈的卵巢内率先成熟，它迈着缓慢的步伐迎接着属于自己的另一半。

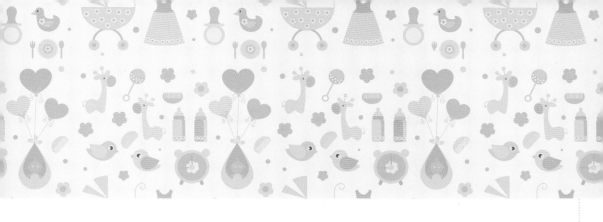

第3周 爸爸妈妈相爱种下的那颗种子就是我

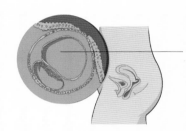

受精卵
一个精子率先与卵子结合，形成受精卵。

　　在那场翻云覆雨的亲密接触中，一个健硕又幸运的精子冲破重重关口，率先与卵子结合了，于是一颗种子悄悄萌芽，这颗种子就是受精卵。

第4周 我把自己埋进妈妈的子宫内膜里

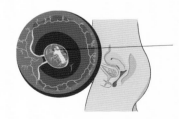

受精卵
受精卵不断地分裂，变成球形细胞团，它沿着输卵管进入子宫腔，开始"着床"。

　　这枚承载着无数爱与期待的受精卵以飞快的速度加剧分裂着，它变成了一个球形细胞团，沿着输卵管游进子宫腔内，并深深地植埋于子宫内膜里，这一过程就是"着床"。这一伟大使命要等到下一周才能完成。这时受精卵的长度只有2.5毫米，肉眼几乎看不见它。

孕妈妈变化

第1周子宫是小宝宝的摇篮

这时的孕妈妈，身体没有发生任何变化。一个成熟的卵子从卵巢中排出，开始朝着子宫出发。

第2周排出卵子

在怀孕第二周，孕妈妈往往还不知道自己已经怀孕了。女性的子宫每个月都有月经周期为受孕做准备，月经来潮的第一天就是月经周期的第一天。由于排卵通常发生在月经周期的第14天，所以如果两周后月经没有按时来，说明你已经怀孕二周。

第3周受精卵进入子宫

到了这周，孕妈妈才算是真正怀孕，此时，受精卵已经进入子宫并且开始发育。受精卵在转移到子宫的过程中，有时会有轻微的流血现象，这是属于正常的现象。

第4周受精卵悄然着床

也许孕妈妈并没有感到与平时有什么不同，此时受精卵已经悄然在子宫里着床了。现在孕妈妈的子宫内膜受到卵巢分泌激素的影响，变得肥厚松软，血管轻轻扩张，水分充足。受精卵不断地分裂，移入子宫腔后，形成一个实心细胞团，称为桑胚体，这时的受精卵叫胚泡。当胚泡外的透明带消失后，它会与子宫内膜接触，并深埋于子宫内膜里，这就是着床。

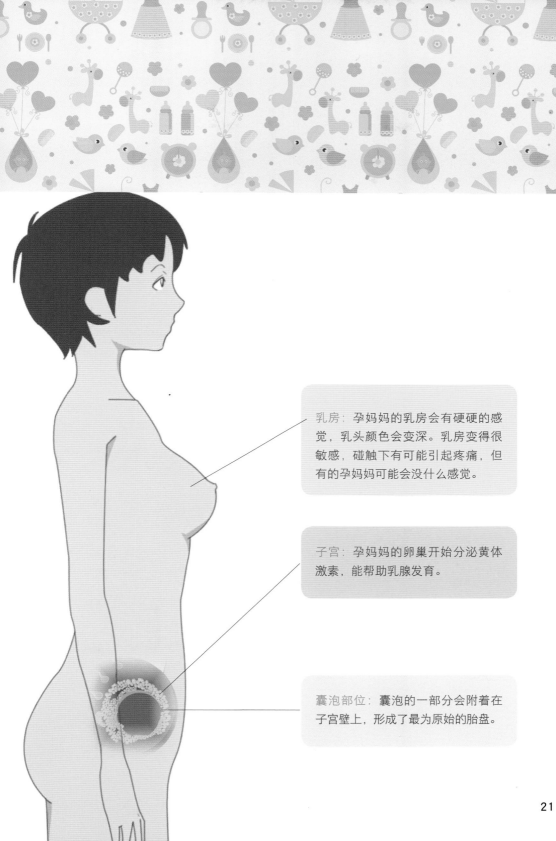

乳房：孕妈妈的乳房会有硬硬的感觉，乳头颜色会变深。乳房变得很敏感，碰触下有可能引起疼痛，但有的孕妈妈可能会没什么感觉。

子宫：孕妈妈的卵巢开始分泌黄体激素，能帮助乳腺发育。

囊泡部位：囊泡的一部分会附着在子宫壁上，形成了最为原始的胎盘。

孕妈妈健康呵护

如何确定是否怀孕

1.尿液的妊娠反应——如果平时月经规律，在月经不来的第7天就要怀疑了，只要将少许的尿液滴在试纸上，就可以检查出是否怀孕。这时检测尿中的绒毛激素便可测知是否怀孕，它的准确性比较高。

2.B超声波检查——一般怀孕后5周左右，可以看到孕囊在宫腔体内的情况。如果怀疑自己怀孕，可在第5周前往医院进行B超声波检查。

3.抽血检查——女性在怀孕时，胎儿和子宫相互作用建造人类绒毛激素，通过检查母体血液可知是否怀孕。

怀孕后做了这些事怎么办

◎怀孕后服用了感冒药怎么办

怀孕时要特别注意药物的服用，不过，不必为不知道已经怀孕而服用的1～2次感冒药或胃药感到担心。虽然部分感冒药确实含有诱发畸形的成分，但是1～2次的服用量不足以影响胎儿。

即便服用胃药、安眠药、止痛药等药物，只要不是经常性服用，就不会导致严重后果。但是，应尽量避免神经安定剂等刺激神经系统的药物，如果怀孕后服用了这些药物，就应该向医生咨询。

◎服用了避孕药怎么办

在停止服用避孕药后立即受孕时，大部分孕妈妈会担心受精卵会不会出现异常。避孕药中的激素成分往往在服用后会很快在体内分解并被排出体外，所以残留在体内的激素剂量不会影响胎儿。

◎怀孕了拍了X射线怎么办

X射线是导致先天性畸形的主要原因之一，但是胸部X射线透视中使用的放射线，诱发畸形的概率只有万分之一，所以不用担心。

牙科中使用的X射线也不会影响胎儿。但是计划怀孕或怀孕中的女性应当尽量防止受到放射线的照射。

阴道出血怎么办

◎着床出血

受精卵着床一般发生在受精约6天后，这个时候大多数母体没有特别明显的反应，少数女性阴道内会有一些红色或粉红色的血迹，这就叫做着床出血。出现受精卵着床出血时，一般不需要治疗，身体也不会出现不适反应，只要注意日常保健就可以了。另外，怀孕初期阴道出血，有些时候并不是着床出血，须警惕病理性出血，如宫外孕等。

◎病理性出血

病理性出血的几种情况	
宫外孕	当受精卵发育到一定程度，会使输卵管壁发生破裂而导致阴道出血。由于这种出血是流在腹腔内，经阴道流出血可能并不多。但这种失血往往会发生晕厥、休克等症状，救治不及时，会十分危险
葡萄胎	葡萄胎流产一般开始于闭经的2～3个月。阴道流血多为断断续续少量出血，但有的也可能会有反复多次大量流血的情况
流产	当出现流产征兆时，这种流血多伴有下腹疼痛，流血量由少到多，血色由暗到红，腹痛由隐痛逐渐发展到较剧烈的疼痛
其他	此外，像子宫颈息肉、子宫颈癌、前置或低置胎盘等，也可能引起阴道出血

何时出现早孕反应

早孕反应是指在妊娠早期（停经6周左右），孕妇体内绒毛膜促性腺激素（HCG）增多，胃酸分泌减少及胃排空时间延长，导致头晕、乏力、食欲缺乏、喜酸食物或厌恶油腻、恶心、晨起呕吐等一系列反应。这些症状一般不需特殊处理，妊娠12周后随着体内HCG水平的下降，症状大多自然消失，食欲恢复正常。但要提醒孕妈妈的是，并非所有的呕吐都是早孕反应。

胃口不好可以选择哪些营养食物

孕早期的时候如果说胃口不好，吃不下饭孕妈妈可以选择一些比如说像这个泡菜这类的食物，泡菜里边它是经过发酵了，然后第一个它是有点酸酸的，而且它经过发酵以后它有一些乳酸菌在里边，那么它可以帮助缓解你这个恶心难受的情况，同时呢它可以提升你的食欲。这类食物有一个附带的问题就是泡菜和酸菜里边含有亚硝酸盐，亚硝酸盐对我们人体健康和胎儿发育都是不利的，所以每次要少吃，比如说喝粥的时候或者吃汤的时候你稍微吃几棵来缓解一下就行。最重要的就是孕妈妈通过保证B族维生素然后丰富的深绿色叶菜的一个摄入，或者是多加一些姜来去异味然后提升自己的一个食欲。

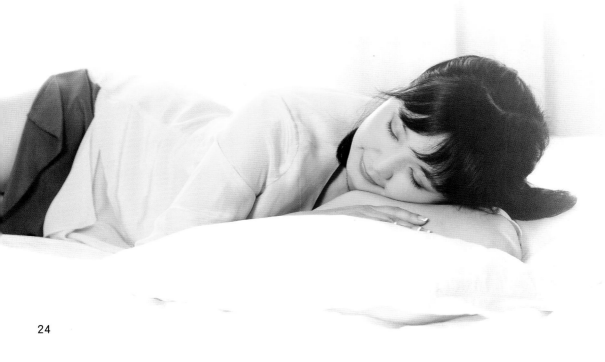

最可靠的妊娠判断方法

最可靠的判断方法是尿检，查完了以后确实是"是"之后，在七周半到八周做一个B超，这个B超呢，尽量不要去做阴式B超，做憋尿的，医生要在B超上看到胎心、胎牙、胎囊，这三样东西都存在了这是个活胎，如果到八周了，还没找到胎心，只能看到胎牙，那么再过一周或五天，再做一个B超，确实找到了这三样东西，那这个宝宝就是个健康的，若过了一周以后，连胎囊都找不到了，这可能是胎停育了。

要警惕宫外孕

一般异位妊娠，发生在输卵管内为最常见，约占宫外孕患者的98%左右。宫外孕，多发生于生育年龄的青壮年女性。宫外孕来势凶猛，孕妈妈会因腹腔内大量急性出血而休克。若不及时处理，有可能发生生命危险。宫外孕一般有哪些症状呢？

◎停经

多数宫外孕病人在发病前有短暂的停经史。

◎晕厥与休克

这是腹腔内急性出血和剧烈疼痛所导致的。出血越多越快，其症状出现越迅速越严重。

◎阴道不规则出血

一般来说，呈点滴状，深褐色，量一般不超过月经量。

◎腹痛

为输卵管妊娠破裂时的主要症状，发生率很高，约为95%，常为突发性下腹一侧有撕裂样或阵发性疼痛，并伴有恶心呕吐。

经验★之谈 什么是宫外孕：宫外孕又称异位妊娠。顾名思义，就是指孕卵不在子宫内而在其他地方种植发育的异常情况。孕卵种植的部位可以在输卵管、卵巢或腹腔等处，所以，有时专家按照妊娠的不同部位，称为输卵管妊娠、卵巢妊娠或腹腔妊娠。

孕妈妈用药要谨慎

许多孕妈妈认为用药只要看看说明书就可以了，但并不是所有的说明书都具有百分之百的可信度，况且有些专业的医学术语孕妈妈也未必能够知晓，因此与其盲目相信药品的说明书，不如听从医生的指示。

◎怀孕中禁用的中药

怀孕中禁用的中药有50多种，包括具有消炎功效的大黄、活血化瘀的桃仁；用以治疗严重积食症的甘遂；治疗跌打伤的瞿麦；另外还有水蛭、蟅虫、附子、牛黄、巴豆、芒硝、雄黄、三棱、蓬术、葵子等中草药。

◎不宜服用的西药

不宜服用的西药	
抗生素药	四环素、链霉素及卡那霉素、氯霉素、磺胺
解热镇静痛药	阿司匹林、非那西汀、水杨酸钠、布洛芬、吗啡
激素	雌激素、可的松、甲状腺素、己烯雌酚、炔诺酮、甲苯磺丁胺
抗肿瘤药	环磷酰胺、一硫嘌呤
抗组胺类	异丙嗪、布可利嗪
维生素及其他	大量的维生素A、维生素C会致畸

经验★之谈

女性在服药期间意外怀孕，应立即将用药情况详细告知医生，医生可以根据用药的种类、用药时胚胎发育的阶段，药物用量多少，以及疗程的长短等来综合分析是否有终止妊娠的必要，不要立即决定终止妊娠，留下遗憾。

最不适的孕早期

孕早期可能不会是孕妈妈生命中很好的时期。一些孕妈妈会感觉恶心、呕吐，有时候甚至由于严重的脱水而需要输液。一些孕妈妈会少量流血，但即使是正常的流血也会给孕妈妈带来很大的恐惧感，很多孕妈妈都认为自己已经流产了。这段时间她们可能充满着担忧。

并不是每个孕妈妈的孕早期都那么的难过。随着孕期的向前推进，人体绒毛膜促性腺激素的水平会在第10周时达到最高峰，然后在第14周前下降，同时这些症状也会最终消失。

可能在某一天醒过来时忽然发现所有的症状都消失了，虽然很多时候，这说明你经受住了这场风暴中最严重的部分。但是，有时候它也显示了一些问题。如果那些症状在第10周前就忽然消失，请一定要告诉医生。

开始喝孕妇奶粉吧

怀孕，对女性来说，是一个特殊的生理过程，一个微小的受精卵，在10个月内长成一个健康的胎宝宝，孕妈妈需要储存大量的营养物质。这期间，孕妈妈需要储存大约50克钙质，其中有30克是为胎宝宝准备的。如果孕妈妈钙摄入不足，胎宝宝就会从孕妈妈的骨骼中吸取来满足自身的生长需要，这会使孕妈妈的血钙水平降低。孕妈妈想要保证自身和胎宝宝的营养充足，同时还不要过于肥胖，最好的办法就是喝孕妇奶粉。孕妈妈可以选择一些品质好的孕妇奶粉，每天喝一点孕妇奶粉，是孕妇保证营养的最佳途径，既方便又有效。

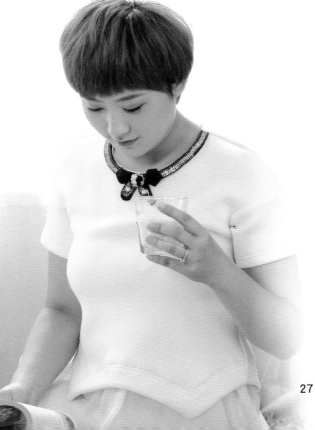

你应该这样吃

补充叶酸　　叶酸是一种水溶性维生素，对孕妈妈尤为重要。若在怀孕头3个月内缺乏叶酸，可能导致胎宝宝神经管发育缺陷。此外，叶酸的充足，还可防止新生儿体重过轻、早产以及婴儿唇腭裂（兔唇）等先天性畸形。

在本阶段，孕妈妈所需要的叶酸量为每日600～800毫克。富含叶酸的食物有绿叶蔬菜（如菠菜、生菜、油菜等）、豆制品、动物肝脏、蛋类、柑橘以及全麦制品等。

每天摄入充足的优质蛋白质　　怀孕后，孕妈妈需要比之前更多的蛋白质，才能确保身体的健康和受精卵的正常发育。这一时期，蛋白质的供给不仅要充足还要优质。对于孕妈妈来说，每天从饮食中摄取的蛋白质应达到60～80克。

在日常的饮食中，孕妈妈可以多吃鱼类、蛋类、乳类、豆制品等食物。一般而言，每周吃1～2次鱼，每天1个鸡蛋、250毫升牛奶和150克左右的肉类是必需的。

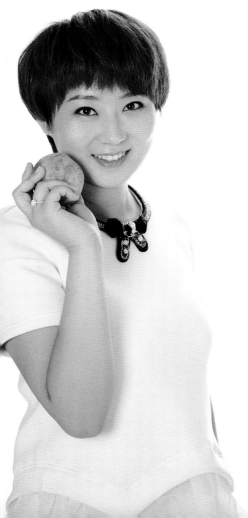

每天摄入150克碳水化合物

若碳水化合物摄入不足，孕妈妈就会经常处于饥饿状态。如此就会不利于受精卵的发育，影响到胎宝宝的大脑发育，甚至导致出生后智力下降。因此，孕妈妈应每天摄入150克以上的碳水化合物。其主要来源于蔗糖、大米、玉米、燕麦、土豆、胡萝卜等食物。

饮食以清淡为主

从这个月开始，孕妈妈就可采用少食多餐的方法，以避免或减少恶心、呕吐等早孕反应。并且，应注意饮食的清淡，不吃辛辣和过于油腻的食物。

经验★之谈　怀孕后应适当补充玉米食品。因为玉米中含有的蛋白质、脂肪、糖类、维生素和矿物质都比较丰富，这些营养物质对胎宝宝的智力发育是非常有益的。

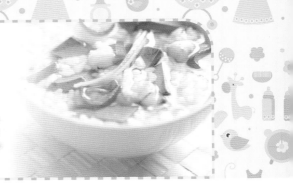

菜谱推荐

红烧黄鱼

原料：黄鱼肉200克，嫩笋50克，鸡蛋1个，葱末、姜末、葱段各1小匙，植物油、香油、料酒、清汤、水淀粉各适量，盐、鸡精各少许。

做法：1.将黄鱼肉切成小片；嫩笋洗净切丁；鸡蛋打散。

2.锅中热油，爆香葱段和姜末，放入黄鱼片、料酒、清汤、嫩笋和盐，烧沸后撇去浮沫，再加入鸡精并用水淀粉勾芡，然后淋入蛋液，最后加入葱末和香油即可。

鸡肉鲜汤烧小白菜

原料：小白菜300克，鸡肉200克，葱花、料酒、牛奶、水淀粉各适量。

做法：1.将小白菜洗净去根，切成10厘米长的段，用沸水焯透，捞出用凉水过凉，沥干。

2.油锅烧热，下葱花，烹料酒，加入鸡汤和盐，放入鸡肉和小白菜。

3.武火烧沸后，加入牛奶，用水淀粉勾芡，盛入盘内即可。

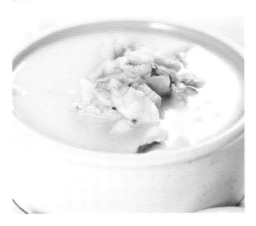
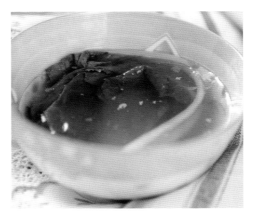

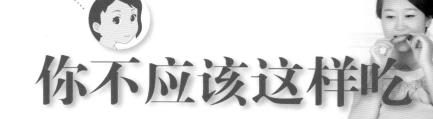

你不应该这样吃

对孕妈妈来说，饮酒的害处主要表现在以下几个方面：怀孕期间，由于激素的作用，孕妈妈容易出现过敏现象，而酒精会加剧过敏的发生；酒精会妨碍人体对营养物质的吸收，从而引起贫血、营养不良；饮酒可能导致呕吐，对肠胃造成很大负担。

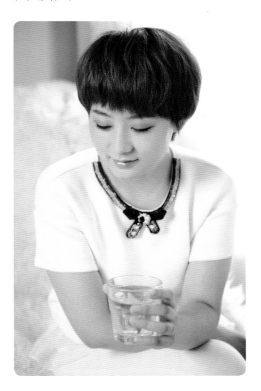

对于胎宝宝，酒精会使其发育缓慢、智力低下、性格异常，并且造成某些器官的畸形。饮酒较多的孕妈妈，新生儿有1/3以上的可能性会存在不同程度的缺陷，如脸蛋扁平、鼻沟模糊、指趾短小，甚至发生内脏畸形和先天性心脏病。在妊娠的头3个月，酒精对胎宝宝的影响会更大。因此，为了下一代的健康，在此期间孕妈妈不应饮酒。

饮用浓茶 有的孕妈妈在平日里喜欢喝茶，但在怀孕后，一定要注意不能多喝茶。因为茶叶中含有大量的鞣酸，它可以和食物中的铁元素结合形成一种不能被机体吸收的复合物。孕妈妈若过多地喝茶，就有导致贫血的可能。对于孕妈妈来说，白天喝一两杯淡淡的绿茶并无大碍，但切记晚上不能饮用，以免引起失眠。

吃过于丰盛的晚餐

怀孕以后，有的孕妈妈总是想方设法补充营养，以至于晚餐也吃得颇为丰盛。其实，这是没有必要的，甚至是不利于胎宝宝健康发育的。因为晚餐吃得过于丰盛，会延长消化系统的工作时间，进而影响到夜间的睡眠质量。

对孕妈妈来说，一份健康的晚餐也不宜摄入过多的蛋白质、脂肪类食物。同时，晚餐时间应控制在19点之前。

喝太多冷饮

怀孕以后，孕妈妈就应该对冷饮有所节制。因为在怀孕期间，肠胃对冷的刺激非常敏感。多喝冷饮，会使得胃肠血管突然收缩，胃液分泌减少，消化功能降低，从而引起食欲下降、腹痛腹泻等症状。

偏食

怀孕期间，孕妈妈的饮食非常重要，因为胎宝宝所需的营养全靠母体供给。要想胎宝宝健康发育，孕妈妈必须确保自己的营养充足。

有的孕妈妈平时有偏食的习惯。而怀孕后，若孕妈妈仍旧偏食，就易造成营养不良，导致贫血、骨质软化症等疾病的发生。同时，还往往会造成流产、早产、死胎等，或胎宝宝出生后瘦小、体弱多病，而且这样的孩子长大后也易患高血压、冠心病等症。

因此，孕妈妈应尽量丰富自己的饮食，来保证营养的全面均衡，这样也可使自己在产后乳汁分泌充足，从而为宝宝的健康成长提供更好的条件。

经验★之谈 对于孕妈妈来说，煮、蒸、炒、焖、炖等烹调方法是最为合适的，也可以采用凉拌的方法。而油煎、油炸等烹调方法会破坏营养，孕妈妈最好不要吃这样的食物。

胎教准备

准备胎教用品

等待是一种折磨，但可以通过胎教的准备工作调整孕妈妈和准爸爸的心态。

1.一张高质量的CD。

2.几本介绍怀孕知识的书籍。

3.学会几首欢快的童谣。

4.下载本书推荐的世界名画高清放大版。

5.准备画具。

6.画一些色彩鲜艳的数字、一些简单的汉字或者汉语拼音、几道简单的算术题。

提前进行运动准备

孕妈妈健康的身体才是胎宝宝健康发育最大的后勤保障。适当的瑜伽运动、简单的舞蹈、一些音乐舒缓的手语舞如《感恩的心》等、在大自然中散步都非常有用，这段时间应当保持适当的运动。

准备一本胎教日记

送给宝宝最珍贵的礼物——胎教日记。准备一本胎教日记，这将是用10个月的时间给宝宝准备的一份最珍贵的礼物。这本饱含孕妈妈和准爸爸的爱和关怀的日记，将是宝宝一生的珍藏。

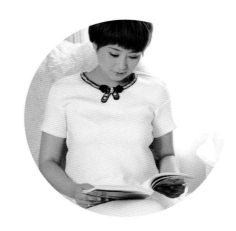

经验★之谈　如果你养猫，但是你不曾感染过弓形虫（未弓形虫免疫），那么请你不要再动手清理它们的排泄物，交给你的伴侣吧。

学习静心呼吸法

在孕早期，随着孕宝宝的到来，可能会带给孕妈妈不适。这种不适会影响到孕妈妈的心情，所以孕妈妈需要学习静心呼吸法，帮助孕妈妈保持平和、愉快的心情。

1.先选择一种最自在的姿势。练习的场地可以自由选择，坐着和站着都可以。但腰背要舒展，全身放松，微闭双眼。

2.保持有节奏的呼、吸。用鼻子慢慢地吸气，在心中默数5下。再慢慢地、平缓地呼出来，呼气的时间是吸气的两倍，也就是说要默数10下。

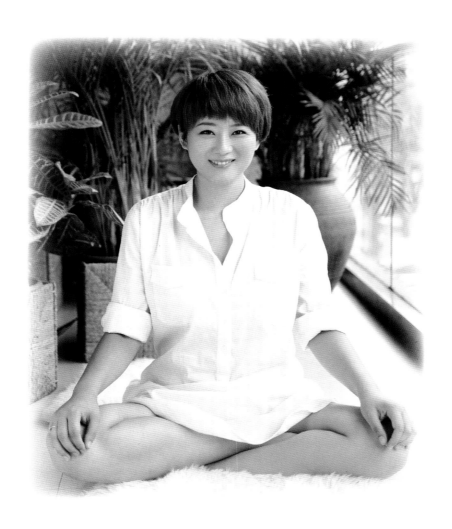

快乐地欣赏一幅画　　这是一幅关于孕育宝宝的插画，画面非常温馨。

雪花飘扬的傍晚，爸爸妈妈依偎在窗前聊天。妈妈说："我们该有个宝宝了，那将是一件多么美妙的事情……"

天慢慢变黑，在雪花飘落的簌簌声中，爸爸妈妈非常相爱地在一起。一群可爱的小精灵，悄悄跑出爸爸的身体，又悄悄钻进妈妈的身体……

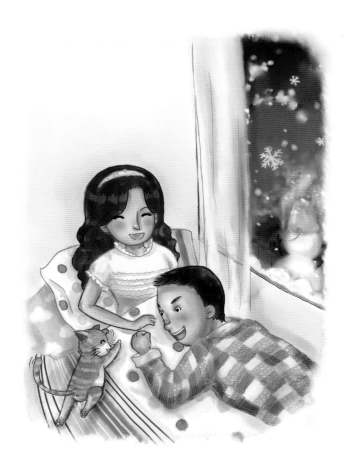

经验★之谈　　这个月进行的这些内容你可以和准爸爸一起悄悄地完成，以免有的长辈觉得你小题大做。当你确认有宝宝后，再告诉长辈，这时宝宝到来的喜悦会让长辈们也非常开心。如果长辈们不理解胎教的意义，可以找一些相关的资料给他们看。

给宝宝写一封信

你可以给你未出生的宝宝写一封信，告诉他爸爸妈妈有多爱他，告诉他你们是多么的期待他的到来。作为胎教，你写完后可以轻轻地读给宝宝听。你可以在他长大后，将信送给他。下面是一位准爸爸写给宝宝的信，供孕妈妈和准爸爸阅读与参考。

亲爱的孩子：

　　你好！

　　我是你的父亲，我正在给你写信，你的母亲正在厨房里忙活——她一边洗碗，一边猜测你是男是女。而现在，你正藏在你母亲的肚子里，做出一副不肯跟我们见面的高傲样子。可是，我的孩子，不管你怎么高傲，你最终还是要来跟我们见面。医生已经告诉我们你将在2012年1月2日前后来到这个世界上——所以，孩子，别跟我们做出一副迟迟不出来的样子，我们才不着急呢，看看谁更有耐心吧！

　　你现在正待在城堡里，也就是妈妈的子宫，那是孩子们来到世界前，在母亲肚子里睡觉的地方。现在，你就睡在你母亲的城堡里，你在这个城堡里成长，就像一颗种子在土地里发芽一样。等你睡够了，你就会把自己打扮一番，出来跟我们见面。我不知道你来的那一天，天空里是不是会下着雪，可是，孩子，不管你是不是在雪花的伴随下来到这个世界，我们都会把你当做老天送给我们的最好礼物，作为上天送到这个世界的一个精灵。

　　孩子，你的名字叫谢谢。我想告诉你的是，世界上的一切东西都有自己的名字，比如，麻雀的名字是"麻雀"，苹果的名字是"苹果"。名字是一件事物存在的符号，所以，当你来到这个世界后，你要珍惜自己的名字。现在，我来解释一下你为什么叫谢谢吧。孩子，在华人的语言系统中，谢谢这两个字表示对别人感恩的意思，我们拿它来做你的名字。孩子，我希望你能喜欢我们给你取的这个名字，不过，即使你不喜欢，也拜托你接受吧，这可是我给你取的名字啊，就这样定了吧，谁叫我是你父亲呢！

　　孩子，有很多人期盼着你早点到来，这些人，你今后会慢慢认识的，我就不在这里给你一一介绍了。孩子，你会慢慢成长，而我们，会慢慢变老……孩子，这是我写给你的第一封信，我不想写得太长，我会一直给你写信，直到你来到这个世界，在这些信里，我会给你说很多其他事情。好了，孩子，今天就谈到这里——天啊，我的孩子，你早点来吧，我都有点等不及了，我向你投降！

　　吻你！

爱你的父亲

2015年3月23日

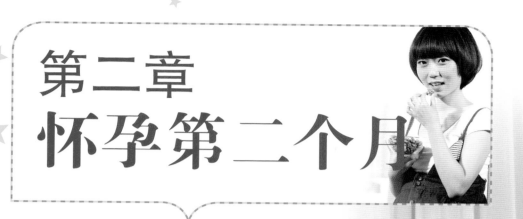

第二章
怀孕第二个月

　　在子宫里，胚胎正在迅速地成长，心脏已经开始划分心室；面部的基本器官已经开始成形，长出了两个小黑点，那就是宝宝的眼睛。此时的宝宝像小松子仁一样大小了。这一周里，胚胎在你的子宫里迅速地成长。你开始变得慵懒，在白天也感到昏昏欲睡。从心里厌倦多说话，不愿做家务，只是希望静静地待在家里。现在最好不要外出旅行，过量的运动有可能引起流产。

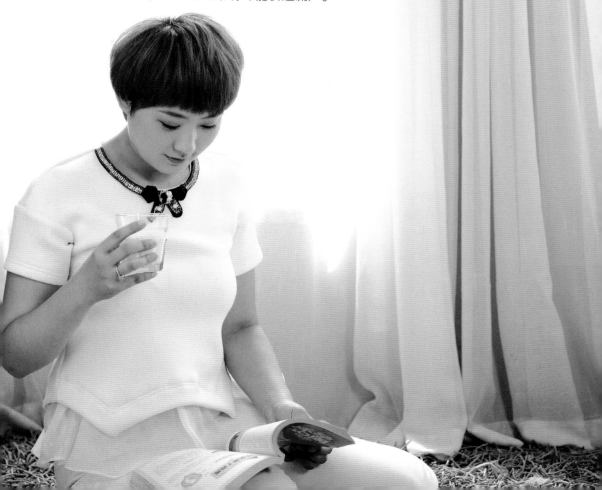

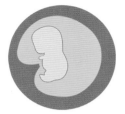

胎儿发育

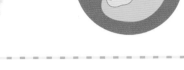

第5周我的大脑发育的第一个高峰

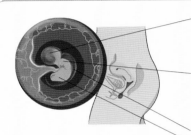

卵黄囊

卵黄囊为宝宝制造红细胞、供应各种营养物质。在胎盘发挥功能之前，它承担胎盘的任务。

胚胎

宝宝的所有器官和身体各部分，都是由胚胎的外胚层和内胚层这两层细胞群发育而成的。

羊膜囊

下周结束的时候，这个空腔就会包裹住胚胎并且在你的整个孕期成为胎儿的家。

大脑

脑与脊髓开始形成，肝脏和肾脏开始发育，肌肉和骨骼也开始形成。

在本周，我还只是一个胚胎，但是我这个圆形的细胞团已经开始伸长，头尾可辨就像一根小绿豆芽。

第6周胳膊和腿渐现小萌芽

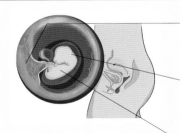

最初的胎盘

最初的胎盘上的微小突起从你的血液中获取养分和氧，并将其输送到未来的宝宝体内。

神经管

神经管由胚胎最上层的细胞形成，将会发育成宝宝的大脑、脊髓和神经。

胚胎

胚胎正在你的子宫深处迅速生长，他/她的心脏开始有规律地跳动，不过你还无法感觉到。

第7周脑垂体开始发育，我更聪明了

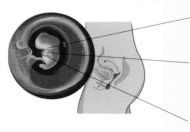

下颌
宝宝的小嘴巴里面开始形成舌头和声带。

臂芽
胎儿已经长出像船桨似的小手，正在发育的手指间长有厚厚的蹼。

心脏隆突
宝宝的心跳速度几乎是你的两倍，他/她的心脏开始分化成左右两个心室。

　　现在的我就像一颗豆子那么大，尾巴基本消失，已经是一个"小人儿"。我的头特别大，在眼睛的位置上有两个黑黑的小点，开始有了鼻孔，而且腭部也开始发育了，耳朵的位置明显突起。我的手臂和腿开始变长，手指也开始发育。我的心脏开始划分成心房和心室，每分钟的心跳可达150次。

第8周在羊水中自由活动

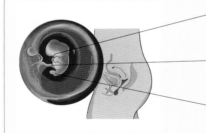

眼睑
此时宝宝的眼睑盖住了部分眼球。

脐带
胎儿正在发育的肠道有一段会膨出进入脐带。

尾骨
胎儿身体上状似尾巴的东西，其实是延伸出来的尾骨，几周后就会消失。

　　我依然被称作胚胎，但是我已经有了舌头和鼻孔，甚至鼻尖也出现了，腭部融合成了嘴巴，眼睛和内耳也到了发育的关键时期。我的心脏跳动开始正常，各个内脏器官粗具规模。我的骨头开始变硬，胳膊、腿变长且开始形成关节。在本周我可以在羊水中自由自在地活动了，这时我才不到3厘米长，我多厉害啊！

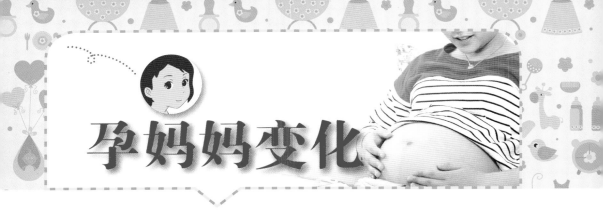

孕妈妈变化

第5周 月经过期了

怀孕第5周，绝大部分孕妈妈没有怀孕的主观感受。可能会有轻微的不舒服，可能出现类似感冒的症状，如周身乏力、发热、发冷、困倦思睡、不易醒、疲劳等。此时，要少安毋躁，你马上就要进入丰富多彩的孕期生活了。

第6周 早孕反应的其他症状初见端倪

此时，孕妈妈的体重会增加400~750克，子宫略为增大，如鸡蛋般大小，子宫质地变软。这期间，孕妈妈怀孕后心理和生理上的变化交织在一起，形成了孕妇特有的行为心理应激。体内除了雌激素发生改变外，其肾上腺激素分泌亢进，这可能会使孕妈妈心理比较紧张。

第7周 早孕反应更加严重了

生命的种子在体内生根发芽，让孕妈妈觉得十分充实。同时，孕妈妈开始变得慵懒，在白天也时常昏昏欲睡，从心里厌倦说话，不愿做家务。现在最好不要外出旅行，过量的运动和劳累有可能导致流产。

第8周 由怀孕而引起的腹部不适

在本周内，胚胎开始有第一个动作，遗憾的是孕妈妈感觉不到。现在孕妈妈的情绪波动很大，有时会很烦躁，但必须要注意，孕早期6~10周是胚胎腭部发育的关键时期，如果你的情绪过分不安，会影响胚胎的发育并导致腭裂或唇裂。在怀孕前3个月，你一定要坚持补充含有叶酸，并且食用富含微量元素的食物。

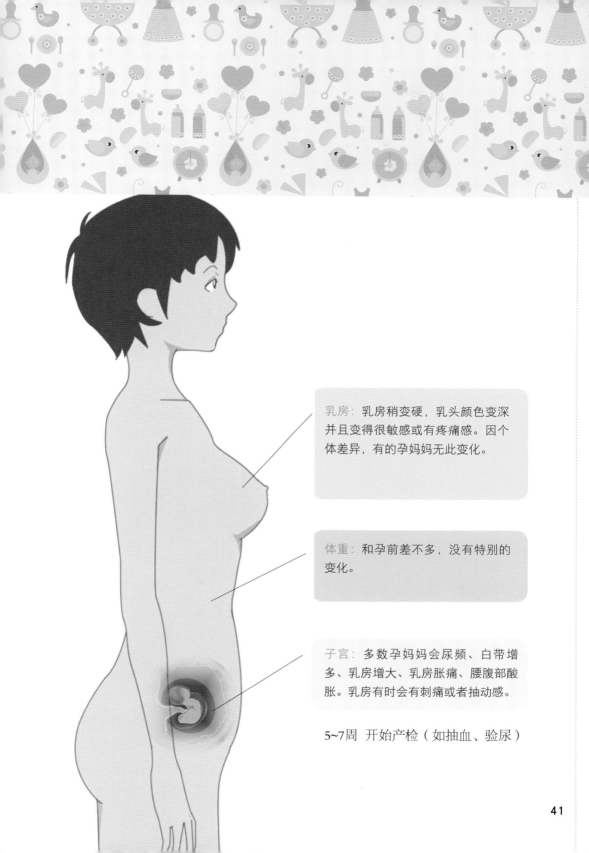

乳房：乳房稍变硬，乳头颜色变深并且变得很敏感或有疼痛感。因个体差异，有的孕妈妈无此变化。

体重：和孕前差不多，没有特别的变化。

子宫：多数孕妈妈会尿频、白带增多、乳房增大、乳房胀痛、腰腹部酸胀。乳房有时会有刺痛或者抽动感。

5~7周 开始产检（如抽血、验尿）

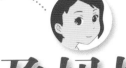

孕妈妈健康呵护

◎少用微波炉

微波炉会给孕妈妈带来危害，尤其是在孕早期，有可能会导致胚胎的畸形。

◎安全使用复印机

孕妈妈使用复印机时，身体距离机器60厘米为安全距离。较新型的复印机把有辐射的部分装在底盘上，这种复印机的辐射对身体危害较小。

经验★之谈 建议孕妈妈在不用电脑、不看电视的情况下，及时关机，减少不必要的伤害。

◎少用电脑

电脑周围会有高频电磁场产生，孕早期长期使用电脑可影响胚胎发育，增加流产的危险性。另外，长时间坐在电脑前，将会影响孕妈妈心血管、神经系统的功能，盆底肌和肛提肌也会因劳损而影响自然分娩。

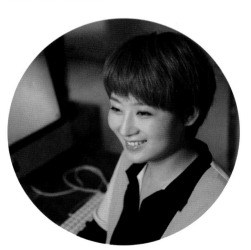

◎避免使用电磁炉

孕妈妈最好避免使用电磁炉。如需要用，开启后立即离开两米远，同时使用电磁炉专用的锅具，减少电磁外泄，或使用能盖住整个炉面的大锅，能阻隔电磁波发出的能量。用完后须及时切断电源。

警惕病理性腹痛　　怀孕初期的病症腹痛与怀孕引起的腹部不适难以区别。因此，如果孕妈妈出现比较严重且持续的腹痛，就需要及时去医院诊治了。

◎宫外孕：大多一侧腹痛且伴有出血

当腹痛加重的同时还伴有出血症状时，有可能是发生了宫外孕。受精卵着床于输卵管上形成子宫外孕时，有可能导致输卵管的破裂，而且流出的血液会积蓄在腹中。这时，孕妈妈会感觉到下腹痛或不舒服。输卵管破裂时，虽出血不多，但是腹部会突然感觉剧痛。

◎子宫肌瘤或卵巢囊肿：绞痛、腹部膨大

子宫肌瘤可能在怀孕期间长大，会导致孕妈妈肌瘤扭转或变性坏死，直接影响胎儿发育。因子宫肌瘤而产生的腹痛来得比较突然，痛点一般也固定，属于肌瘤局部疼痛。出现腹部不适、绞痛、腹部异常膨大等时可能是卵巢囊肿。如果症状比较严重，并且持续时间比较长，同时伴有出血的话一定要尽早就诊。

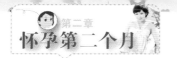

◎先兆流产：下腹疼痛或伴有流血

少量出血，伴随着下腹部的疼痛，孕妈妈需要留意，可能是流产的前兆。

◎阑尾炎：腹部有压痛、恶心、呕吐

盲肠的位置会随着怀孕周数增加而向上推挤，疼痛的位置也随之改变。阑尾炎初期一般会出现右下腹部压痛、恶心、呕吐、腹部肌肉紧绷等。

经验★之谈

出现下腹刺痛是否正常：一般生理性下腹刺痛不是很严重，发作时间也很短暂，且没有流血症状。主要是因为怀孕后子宫变大，子宫韧带受到牵扯导致的，一般不会影响日常生活。如果担心宫外孕或先兆流产建议做B超检查。

孕期检查　准妈妈从怀孕开始，直到分娩为止，会经历各种大大小小的检查项目。这里特别为准妈妈整理出一份详尽的孕产检查时间表，叮咛准妈妈们按时进行各项检查。

◎产检建卡

产检建卡即围产期保健手册，是要到居委会登记情况，然后户口所在地段医院建的，记录孕期具体情况。一般在怀孕第3个月，去医院建围产期保健手册的。

◎产检时间表

	产检时间	
产检的次数	怀孕的周数	需要检查的项目
第一次产检	孕12周	初次产检（血压、体重、宫高、腹围、多普勒、妇检）、孕期营养监测、B超、心电图、MDI分泌物
第二次产检	孕16～20周	产检（血压、体重、宫高、腹围、多普勒胎心）、唐氏筛查、血常规＋血型、尿常规、肝功＋两对半、血糖、血钙、血脂、丙肝抗体、梅毒反应素、HIV抗体、优生四项（巨细胞病毒、单纯疱疹病毒、风疹病毒、弓形虫）、微量元素
第三次产检	孕20～24周	产检（血压、体重、宫高、腹围、多普勒胎心）、妊娠期高血压预测、妊娠期糖尿病筛查（糖筛）、大畸形筛查
第四次产检	孕28～30周	产检（血压、体重、宫高、腹围、多普勒胎心）、B超、血常规、尿常规
第五次产检	孕32～34周	产检（血压、体重、宫高、腹围、多普勒胎心）、血常规、尿常规
第六次产检	孕36周	产检（血压、体重、宫高、腹围、多普勒胎心）、胎心监护
第七次产检	孕38周	产检（血压、体重、宫高、腹围、多普勒胎心）、胎心监护
第八次产检	孕39周	产检（血压、体重、宫高、腹围、多普勒胎心）、胎心监护
第九次产检	孕40周	产检（血压、体重、宫高、腹围、多普勒胎心）、胎心监护、B超、血凝四项、血常规、尿常规、心电图

◎孕期产检的次数

孕妈妈在做完第一次产检后，可根据医生的建议，每4周检查1次，到了28周以后每两周检查1次，36周以后每周检查1次直到分娩。

◎产检费用报销

1.如果你参保缴纳了综合医疗保险，有部分产检是可以免费的，去医院检查时，医院自动免收这部分费用。如果你参保缴纳了住院医疗保险，你只能在生病住院时享受到医疗保险待遇，门诊则无法使用。

2.如果你参保缴纳了生育保险，则产检和生育宝宝时才可以享受到生育保险待遇。大部分必要的产检项目都能记账或报销。而没有参保缴纳生育保险，则无法享受到生育保险待遇。

◎孕期腹围的变化

时间	变化
孕20～24周	腹围增长最快，每周可增长1.6厘米
孕24～36周	孕腹围每周增长0.8厘米
孕36周以后	腹围增长速度减慢，每周增长0.3厘米

◎孕期宫高的变化

时间	变化
孕16～36周	宫高每周增长0.8厘米，平均增长0.9厘米
孕36～40周	每周增长0.4厘米
孕40周以后	宫高不但不再增长，反而会下降，这是因为胎头入盆的缘故

经验★之谈 如果连续两次或者间断三次测量的宫高在警戒区，则提示异常；宫高在高值可能是多胎、羊水过多、臀位、胎头高浮、胎儿畸形、巨大儿、骨盆狭窄、头盆不称和前置胎盘等情况。

你应该这样吃

吃哪些食物有助于缓解孕吐反应

孕早期普遍的特点就是妊娠反应非常的严重，孕妈妈要做好心理准备。

首先从这个对准妈妈来说从自己心理上你要打消这种顾虑，因为即便你妊娠反应很严重，在呕吐很严重的情况之下，因为你在备孕期你有了储备，所以胎儿不至于严重的缺少，但是我们也要在这个结合自己的情况也要尽量多的保证营养素的摄入，多摄入B族类的维生素含量比较丰富的一些食物，它可以缓解妊娠反应，因为B族维生素它是一类群。

晨起就是早上一起床的时候可能她恶心、反胃这种情况比较严重，那在早上的时候我们可以比如说吃一点苏打饼干，因为反酸就是胃酸分泌过多，所以你像这个苏打饼干它有一个特点就是里边有碳酸氢钠，它是碱性的，那早上的话你可以吃两片这个苏打饼干，吃下去以后它可以稍微的缓解一下那个胃酸，难受的症状，那么这个晨吐反应也会缓解一些。

经验★之谈 这个叶菜类的摄入可以做成包子、饺子馅的清淡一点的，或者做成馅饼、包子、饺子这种方式看能不能吃得下去。

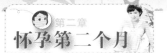

摄取充足的B族维生素

在孕早期，孕妈妈对B族维生素的需要量会有所增加。B族维生素主要来源于谷类食品。可多食用玉米、小米、燕麦等富含B族维生素的食物。

保证营养全面

这个阶段，胎宝宝的主要器官开始全面形成，因此，孕妈妈应该注意为胎宝宝的健康发育提供足够的营养。但完全不必刻意进补，只需维持正常的饮食，做到不偏食、不挑食，保证质量即可。

补充水和矿物质

这个月，许多孕妈妈或多或少都会出现恶心呕吐的妊娠反应。对于早孕反应严重的人，要特别注意补充水和矿物质，因为剧烈呕吐容易引起人体水盐代谢的失衡。

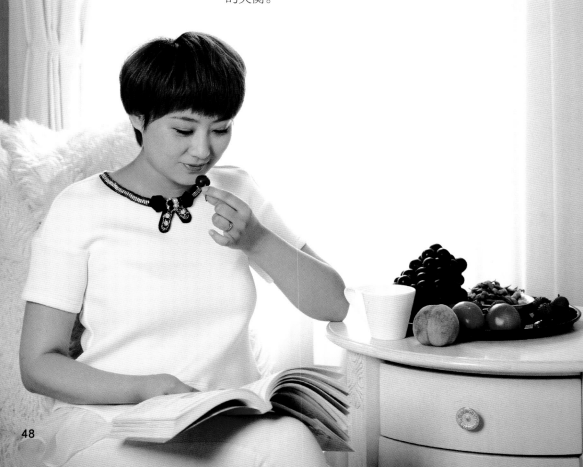

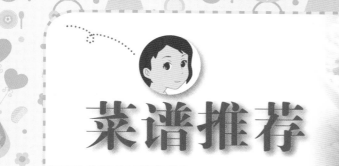

菜谱推荐

鲜奶玉米笋

原料：鲜奶100克，玉米笋5个，植物油、白糖、盐、水淀粉、味精各适量。

做法：1.把每个玉米笋切半，放入热水锅内略烫捞出，控干水分。

2.锅置火上，烧热加植物油，油热后放入面粉炒开，添少许汤，加入鲜牛奶、白糖、盐、味精及烫好的玉米笋，用小火烧至入味后，用水淀粉勾芡，芡熟时淋入奶油，出锅装盘即成。

胡萝卜牛腩饭

原料：米饭100克，牛肉100克，胡萝卜50克，南瓜50克，高汤、盐各适量。

做法：1.胡萝卜洗净，切块；南瓜洗净去皮，切块待用。

2.将牛肉洗净，切块，焯水。

3.倒入高汤，加入牛肉，烧至牛肉八分熟时，下胡萝卜块和南瓜块，调味，至南瓜和胡萝卜酥烂即可。

4.饭装盆打底，浇上烧好的牛肉。

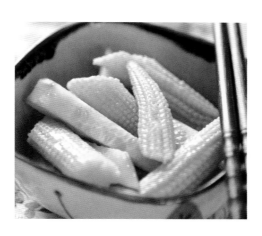

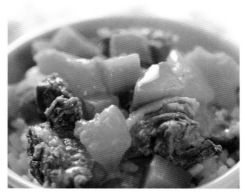

你不应该这样吃

多食酸性食物

这个阶段，由于孕妈妈可能出现食欲缺乏、恶心、呕吐等症状，不少人喜欢吃酸味的食物。但是，妊娠早期的胎儿耐酸度低，若母体摄入过多的酸性食物，就会影响胚胎细胞的正常分裂增殖，容易诱发遗传物质突变，导致胎儿畸形。如果孕妈妈确实喜欢吃酸性食物，可选择无害的天然酸性食物，如番茄、杨梅、石榴、樱桃、橘子、葡萄、酸枣、草莓等。

饮可乐

可乐是碳酸类饮料，孕妈妈常饮可乐容易造成骨质疏松，此外，可乐中含有的咖啡因，很容易通过胎盘的吸收进入胎儿体内，给胎宝宝的大脑、心脏等器官造成伤害。可乐还含有大量的蔗糖，若孕妈妈吸收过多的蔗糖还会导致妊娠糖尿病。

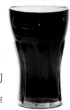

吃发芽的土豆

土豆发芽会产生一种叫龙葵素的毒素。在健康的土豆中，龙葵素的含量很少，而当土豆发芽时，龙葵素的含量就会显著增加。孕妈妈若食用了发芽的土豆，就有可能会导致胎宝宝神经发育的缺陷。所以，孕妈妈不要误食发芽土豆，这点对于妊娠早期的妇女来说尤为重要。

食肉过多 有的孕妈妈认为肉类食物富含许多营养，故而在饮食中增加了许多肉类食物的比重。殊不知，这样的做法会给健康造成不良影响。研究发现，孕妈妈如果食肉过多，而很少吃蔬菜和水果的话，胎宝宝发生唇裂或腭裂的可能性会增加一倍。

健康的饮食，是营养均衡的饮食，即摄入的食物类型应丰富多样。

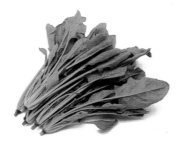

吃过量的菠菜 曾经，人们认为菠菜是孕妈妈理想的食品。但事实上，菠菜中的草酸对人体重要的微量元素锌、钙有着不可低估的破坏作用。如果人体缺锌，就会食欲缺乏、味觉下降；儿童缺钙，就可能发生佝偻病，出现"O"形腿、鸡胸以及牙齿生长迟缓等现象。故而，孕妈妈不宜多吃菠菜。

温馨★提示 孕妈妈若食用菠菜，记得在做菜前先将菠菜放入开水中焯一下，以减少草酸的含量。

食用霉变食物 在妊娠早期2～3个月，胚胎正处在高度增殖、分化阶段，若孕妈妈食用了霉变食物，就容易导致胎儿先天性发育不良，甚至导致胚胎停止发育而发生死胎或流产。因此，孕妈妈在日常生活中应注意讲究卫生，不能食用被真菌素污染的食物，以防真菌素进入人体，给母体健康和优生带来危害。值得一提的是，将食物发霉的部分去掉也是不行的，而且即使烹调加热也不能破坏掉霉变的物质。

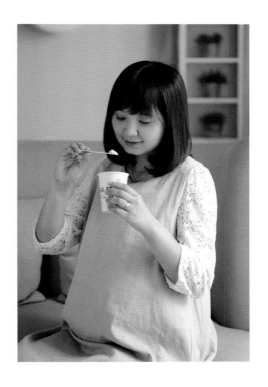

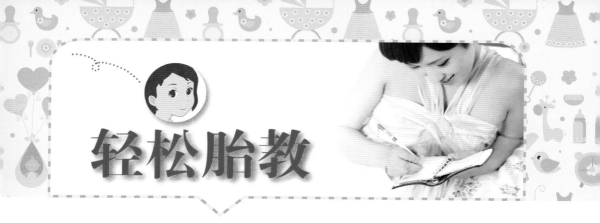

轻松胎教

给胎宝宝取个小名

为了便于日后进行胎教，这时应该给宝宝取个好听的小名。在跟宝宝说话时可以叫着宝宝的名字。一般小名都取自孕妈妈对自己宝宝的直觉和想象，以及孕妈妈的美好寄寓来选取。小名可以是大名的最后一个字的叠词，也可以另外取，像果果、嘟嘟、冬冬、雨雨、可可等，都是非常不错的小名。

布置胎宝宝的房间

孕妈妈可以买一些饰品来装扮宝宝的房间，边布置边想象宝宝将来在房间的情形。当然孕妈妈也可以自己动手做一些漂亮、可爱的小饰品，集中精力做一件事情时可以暂时忘记身体的不适。但同样要注意劳逸结合，不要强求一定要做多少，每天做一点，时间控制在半小时左右。

讲一个故事给胎宝宝听

妈妈孕育宝宝是一件非常辛苦但又非常美好的事。其实动物界中也有许多这样美好的故事。讲一个美丽蝴蝶的故事给宝宝听。

美洲王蝶是世界上唯一有着长途迁徙习性的蝴蝶。每年10月底，上亿只美洲王蝶成群结队，从北美洲一直向南，飞越5000千米，历时两个多月抵达蝴蝶谷。

美洲王蝶在蝴蝶谷里熬过冬季，熬到春暖花开，爱情与繁殖的季节就到来了。雌雄王蝶或在枝头流连，或在溪边缠绵交尾，或在路旁嬉戏，演绎生命的礼赞。受孕后，母蝶会选择草叶背面，排下针头般微小的卵。大约一周后，蝶卵孵化出毛虫，并吃掉卵壳及草叶的汁液。毛毛虫体重不断增加，成虫时甚至达到刚出生时的100倍。它们在树枝上吐丝成茧，吊成优美的灯笼形。两周后，美丽的王蝶破茧而出，流质的胎粪会注入起皱的软翅，令其完整及坚硬。艰辛的蜕变后，它们便自由地蹁跹于丛林，享受温暖的阳光……

欣赏一首英文歌曲 　当孕妈妈心情烦燥时推荐孕妈妈欣赏一首奥斯卡金曲《Whatever Will Be, Will Be》，中文名为《世事不可强求》。歌曲的旋律非常优美，歌词简单但富含哲理。

When I was just a little girl,	当我还是个小女孩，
I asked my mother,	我问妈妈，
"What will I be?	"将来我会变成什么样子呢？
Will I be pretty?	会漂亮吗？
Will I be rich?"	会富有吗？"
Here's what she said to me:	她对我说：
"Que sera, sera,	"世事不可强求
Whatever will be, will be;	顺其自然吧。
The future's not ours to see.	我们不能预见未来。
Que sera, sera,	世事不可强求，顺其自然吧。"
What will be, will be."	

When I grew up and fell in love.	当我长大了，恋爱了，
I asked my sweetheart,	我问我的心上人，
"What lies ahead?	"我们将来会怎么样呢？
Will we have rainbows	我们的生活每天都会美好吗？"
Day after day?"	我的爱人对我说：
Here's what my sweetheart said:	"世事不可强求，
"Que sera, sera,	顺其自然吧。
Whatever will be, will be;	我们不能预见未来。
The future's not ours to see.	世事不可强求
Que sera, sera,	顺其自然吧。"
What will be, will be."	

Now I have Children of my own.	现在我有了自己的孩子，
They ask their mother,	他们问我，
"What will I be?"	"将来我会变成什么样子呢？会英俊吗？会富有吗？"
Will I be handsome?	
Will I be rich?"	我轻声地回答：
I tell them tenderly:	"世事不可强求，
"Que sera, sera,	顺其自然吧。
Whatever will be, will be;	我们不能预见未来。
The future's not ours to see.	世事不可强求，
Que sera, sera,	顺其自然吧！
What will be, will be.	
Que Sera, Sera!"	

进行音乐胎教

胎宝宝的听觉器官已开始发育，现在可以利用一些胎教音乐刺激其大脑的发育，孕2~3个月是胎儿大脑发育的第一个黄金阶段。

推荐孕妈妈用法国作曲家圣桑的《天鹅》进行音乐胎教。这首曲子选自他的《动物狂欢节》。

这首《天鹅》是整套组曲中最受欢迎的和流传最广的一首乐曲，表现天鹅本身固有的美和人们对它所作的美学评价。因此，它的主要旋律几乎没有什么装饰，但这样的轻描淡写却比华美的辞藻更适合于天鹅本身。

该曲是由大调、6/4拍子、由单主题发展而成的三部曲式。乐曲一开始，钢琴以清澈的和弦清晰而简洁地奏出犹如水波荡漾的引子，在此背景上，大提琴奏出旋律优美的主题，描绘了天鹅以高贵优雅的神情，安详浮游的情景。

第二部分由第一部分主题固定发展而成，犹如对天鹅优雅形象的歌颂，把人带入一种纯洁崇高的境界。

第三部分，钢琴以优美的琴音表现出天鹅游荡于水面时，水面波动，天鹅高雅悠闲的姿态。全曲在最弱奏中逐渐消失。

在这乐曲里，如果大提琴代表了天鹅，钢琴就是那波光粼粼的湖水，美丽的天鹅公主在湖水里载沉载浮，期待着王子的到来。

学习正确的坐姿

这段时间腹部的隆起还不明显，但孕妈妈应该学会正确的坐姿。孕妈妈正确的坐姿就是要把后背紧靠在椅子背上，必要时还可以在靠肾脏的地方放一个小枕头。如果孕妈妈是坐着工作的，有必要时常起来走动一下，因为这样会有助于血液循环并可以预防痔疮。要是孕妈妈写字或者用电脑的时间较长，最好每隔一小时自己放松一下。

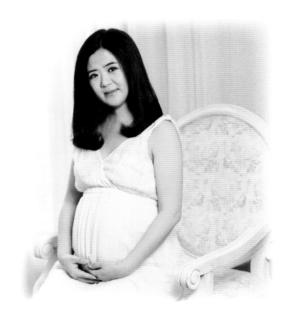

经验★之谈 孕妈妈在欣赏乐曲时，可以找一个地方舒服地坐着，当音乐声响起时，要充分地发挥自己的想象，仿佛置身于其中，随着音乐的高低起伏去体会音乐所描绘的意境。

准爸爸也可以一同欣赏，欣赏完后还可以一起交流心得，把听到的和想到的讲述给胎宝宝听。

欣赏一幅世界名画

这段时间孕妈妈的心情会因为雌激素的影响时好时坏，所以这个时候可以通过欣赏一些名画来平静心情。推荐一幅世界名画《缠毛线》。

《缠毛线》是英国画家弗雷德里克·莱顿的作品。弗雷德里克·莱顿是19世纪末英国最有声望的学院派画家。弗雷德里克·莱顿在担任皇家美术学院院长之后，创作了《缠毛线》这幅广受欢迎的作品，在它展出时，由于其平衡的构图和色彩的宁静，古典主义者和现实主义者都对它给予了充分的肯定。

画家描绘了缠毛线的母女两人。年轻的母亲坐在凳子上，姿态优美地绕着毛线，小女孩则全神专注地配合着母亲，扭动着身体。整个画面安静、祥和，让观赏者感到温馨与安宁。

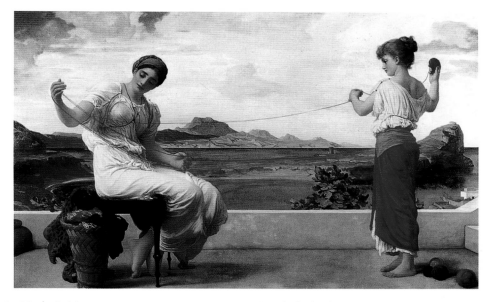

经验★之谈

这一周有时候口味变得怪怪的，突然很想吃一样东西，可能刚刚弄好了又不想吃了。可以把这种情况跟婆婆讲一下，还可以询问一下她当时的情况，这样她作为过来人也就能够理解你了。

经验★之谈

欣赏名画的作用主要是让孕妈妈有一个好的心情，以及培养一些艺术修养。所以孕妈妈没有必要找一些难以理解的作品来欣赏。孕妈妈在欣赏时可以给胎宝宝讲你看到的画面上的情景，让胎宝宝与你产生共鸣。

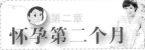
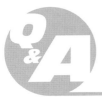

不能看言情剧吗？

有的孕妈妈非常喜欢看言情剧，但怀孕了，觉得看言情剧更催泪，不知道该不该看。其实孕妈妈在怀孕期间不宜长时间地看电视，长时间看电视容易引起头晕脑涨、疲惫无力、精神紧张，从而影响胎儿的健康。如果孕妈妈喜欢看电视，可以看一些轻松愉快的，时间最好不超过1小时。

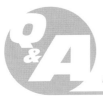

怀孕了不能养狗吗？

有些孕妈妈家里饲养猫狗，怀了宝宝了，听说不能再饲养了，但又饲养了多年不忍心送人。如果在怀宝宝前没有饲养就不要再饲养了，但已经饲养了多年，可以采用折中的方式，由家里的其他人来饲养，并且要保持猫狗的清洁，孕妈妈不能接触狗的粪便，因为狗的粪便中可能寄生有弓形虫，弓形虫容易导致流产和胎儿先天不足。另外，孕妈妈也可以去医院做弓形虫的检查，现在孕期检查都会有这一项。

经验★之谈　　土豆有调节情绪的作用，这里为孕妈妈介绍一款土豆泥的做法。

1. 将土豆蒸熟去皮，放入盆中捣成泥状。
2. 加入牛奶顺时针均匀搅拌。
3. 将煮好的鸡蛋黄捣碎加少许食用色拉油均匀搅拌放入土豆泥中。
4. 将鲜虾丁和少许沙拉酱、盐、味精、胡椒粉放入土豆泥中即可。

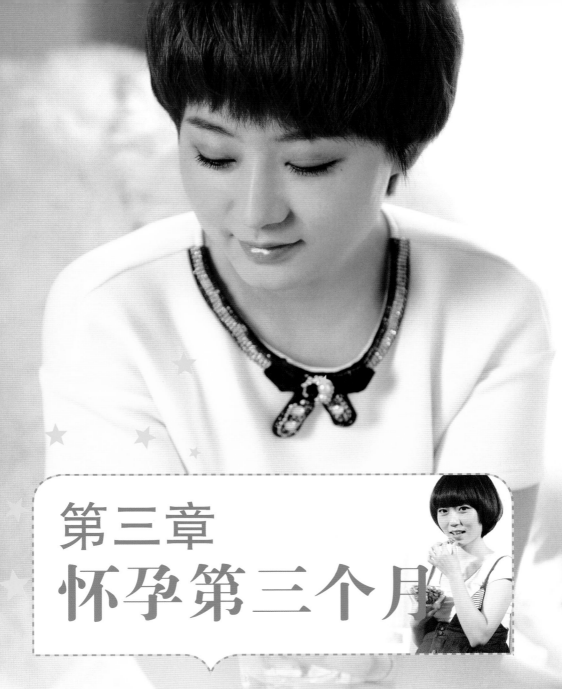

第三章
怀孕第三个月

　　每天胎宝宝都在忙碌地运动着，时而踢腿，时而舒展身姿，看上去好像在跳水上芭蕾舞；现在的胎宝宝粗具人形，长到大约90毫米了。进入孕中期，你原来的衣服开始变得不合体，不久你就需要穿孕妇装了。你可以把自己的孕期打点得精彩亮丽，孕妈妈的乳房会更丰满。

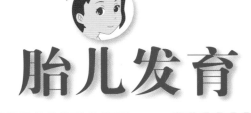
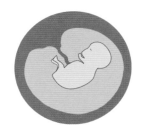

胎儿发育

第9周胚芽期已过，依然分不清男女

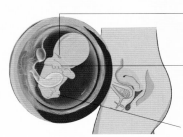

眼睑
胎宝宝的五官已经粗具雏形，虽然还不能睁开眼睛，但是眼皮已经覆盖双眼，鼻子也在形成当中。

手指
胎宝宝的手指和脚趾都长出来了，只不过是连在一起的，就像鸭掌，手指的指垫也已形成。

腿
胎宝宝的腿正在变长，这周他/她的腿已经长到能在身体前部交叉了。

现在的我已经粗具人形了，我的手、脚、四肢生长迅速。现在我的活动更加自如了，我像一条小金鱼一样，在我温暖的"小房子"里不断地动来动去。

第10周已经长成一个"小大人"了

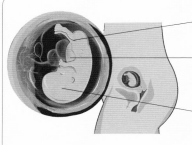

生殖器官
此时，胎宝宝的生殖器官开始形成。

心脏
本周胎宝宝的心脏已经发育完全，并能够正常地发挥作用。

大脑
这周胎儿有一个重大的变化，就是脑部经系统开始有反应，他/她可以感受到外面的世界，也能按照自己的喜好对外面的刺激做出回应。

这时，我才只有一个金橘的大小——从头到臀的长度超过2.5厘米，重量不到7克，但我已完成了发育中最关键的部分，多么了不起！

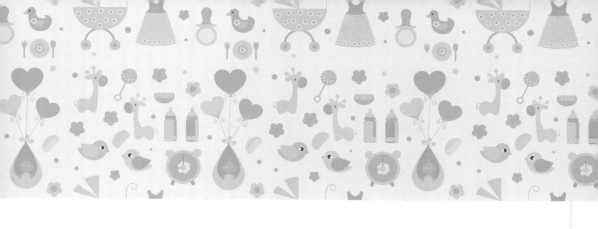

第11周妈妈，听见我的心跳声了吗

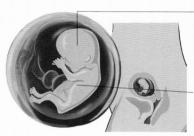

头部
胎宝宝开始出现很多细微的改变，头部开始长出绒毛状的头发。

心脏
这一周，胎宝宝的心脏开始向所有的器官供血，并通过脐带与胎盘进行血液交换。

过了这周，我的生命就算度过了发育的敏感期，发生意外的风险小了许多。现在的我整天忙着伸伸胳膊、踢踢腿，不时还做着吸吮和吞咽的动作。在这周，心脏开始向所有器官供血，并通过脐带与胎盘进行血液交换。

第12周动个不停的"小淘气"

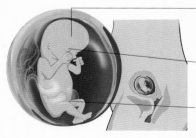

大脑
胎宝宝开始出现很多细微的改变，头部开始长出绒毛状的头发。

眼睑
胎宝宝开始长出小指甲来。

生殖器官
这一周，胎宝宝的心脏开始向所有的器官供血，并通过脐带与胎盘进行血液交换。

到这周末，我的器官，尤其是大脑在快速发育，神经细胞呈几何级数在增长，大脑体积约占身体的一半。生殖器官也开始呈现出男女特征，消化系统此时也能吸收葡萄糖了。

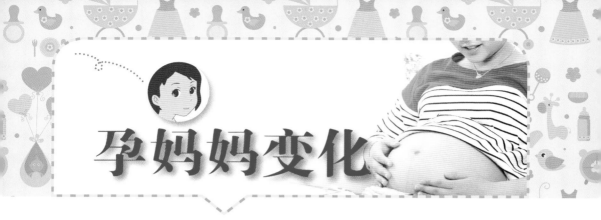

孕妈妈变化

第9周子宫变大了

　　现在，孕妈妈是否已经逐渐适应了早孕反应呢？乳房更加膨胀，乳头和乳晕色素加深，身体的血流量也在逐渐增加，到了怀孕晚期，会比孕前多出45%～50%的血流量，多出的血液是为了满足胎宝宝的需要。

第10周有点抑郁

　　这一周，孕妈妈会发现自己忽然间变得多愁善感了，常常为一些小事情伤心流泪，而且动不动就会情绪失控。其实，出现这种情况，主要原因是孕妈妈体内的激素变化和对怀孕的过度焦虑。

第11周早孕反应开始有所减轻

　　在这周，有些孕妈妈的早孕反应开始减轻，子宫继续增大，如果你用手轻轻触摸耻骨上缘，就能摸到子宫。由于血液循环的加强，孕妈妈的手脚变得更加温暖。从怀孕到现在，孕妈妈的体重增加了1千克左右，但也有的孕妈妈，因为早孕反应体重没有增加，反而减轻了。

第12周流产的可能性大大降低

　　这一周，仍然持续的早孕反应马上就要结束了，孕妈妈感觉舒服多了。流产的可能性也大大降低，孕妈妈的天空仿佛一下子晴朗了许多，心情也不由得开朗起来。孕妈妈的好心情，胎宝宝也在享受着。

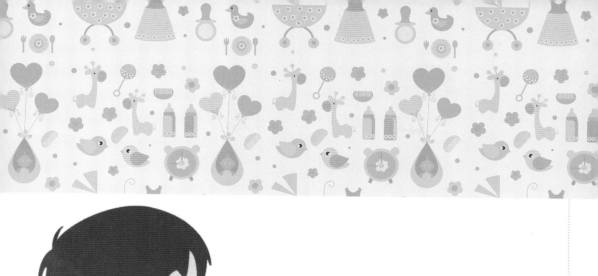

乳房：乳房除胀痛外，开始进一步长大，乳晕和乳头色素沉着更明显，颜色变黑。

体重：孕妈妈开始食欲增加，下降的体重逐渐回升。

子宫：下腹部还未明显隆起，子宫在怀孕3个月末时，已长如握拳大小。

8~10周 第一次B超 11-13周NT检查

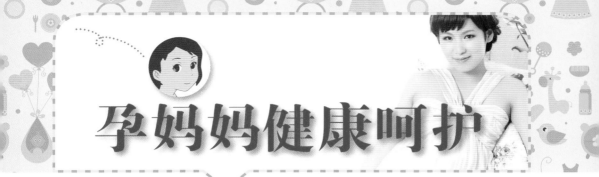

孕妈妈健康呵护

如何建立
围产保健
手册

◎及时建档很重要

　　建档一般是在怀孕3个月前后进行，建档的同时要做第一次产检。医院要求孕妈妈建立个人病历，主要是为了能够更加全面地了解孕妈妈的身体状况以及胎儿的发育情况，以便更好地应对孕期的一切状况，并为以后的生产做好准备。

　　在建立孕妈妈保健手册时，应进行一次包括血常规、尿常规、肝功能、肾功能、B超、体格检查等项目的全面身体检查。有病史的孕妈妈还要加查心电图等项目。孕妈妈在办理好孕妇保健手册后，可到选定的医院建立病例档案。

◎建档需要带的证件

　　一般来说，建档需要带上身份证，参加医疗保险的需要带上社保卡，有的医院还要求带上准生证以及社区出具的一些证明。不同医院的要求不尽相同，建档之前最好打电话咨询清楚，避免因遗漏证件而来回奔波。

经验★之谈　　建议孕妈妈在孕期的检查中，最好能够固定看一位专家或医生，这样医生就会针对你的个人情况，给出一些比较适合你的较好的建议，即使孕期出现突发情况，也能做到心中有数，积极应对。

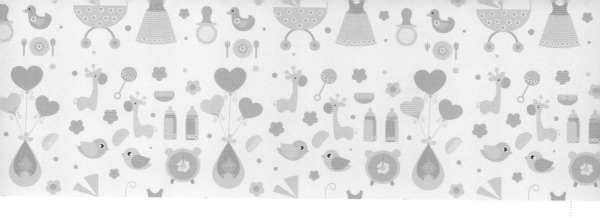

◎勤擦滋润油

孕妈妈从怀孕初期即可选择适合体质的乳液、橄榄油、按摩霜产品，在身体较易出现妊娠纹的部位，如大腿、肚子、臀部等部位勤进行按摩擦拭，以增加皮肤、肌肉的弹性并且保证血流的顺畅。保持肌肤的弹性，对后期肌肉适应体重增加有明显作用。很多孕妈妈对一些去妊娠纹的乳液不放心，为了保险起见，最好是使用橄榄油进行涂抹。

◎适度按摩

从怀孕3个月开始到生完后的3个月内坚持按摩，可以有效预防妊娠纹生成或淡化已形成的细纹。

◎控制体重

营养的摄入只要能满足胎儿的营养就可以，营养过多会导致胎儿发育太快，使腹部弹性纤维断裂，产生妊娠纹。怀孕期间的体重增加控制在12千克以内，就会有效防止和减轻妊娠纹。

◎多吃含优质蛋白的食物

怀孕期间可以适当多吃一些富含胶原蛋白和弹性蛋白的食物，比如猪蹄、动物蹄筋、猪皮和鱼皮冻等，对妊娠纹也有一定的预防效果。

你应该这样吃

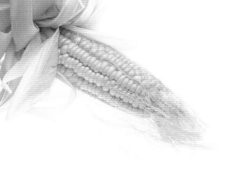

膳食以清淡、易消化为主

在妊娠反映强烈的本月，膳食应以清淡、易消化吸收为主。可食用一定数量的粗粮，如小米、玉米、地瓜等。

选择自己喜欢吃的食物

孕妈妈应尽可能选择自己喜欢的食物，不必刻意多吃或少吃什么。可适量吃些酸辣以增进食欲。若妊娠反应严重影响了正常进食，可在医生建议下适当补充复合维生素片。同时，为保证蛋白质的摄入量，在有胃口的时候多补充些奶类、蛋类、豆类食物。

继续服用叶酸

这个月依然要坚持服用叶酸片。从下个月起，叶酸就可以靠正常饮食来摄取，不必再额外加服。

补充膳食纤维

这个月有很多孕妈妈会受到便秘的困扰，这时应该注意膳食纤维的补充，多吃一些芹菜、韭菜、南瓜、苹果、梨等膳食纤维丰富的蔬菜和水果。一般情况下，每天摄入500克蔬菜、250克水果就可以满足身体对膳食纤维的需求。

补充维生素E

通过食物补充维生素E。维生素E具有保胎、安胎、预防流产的作用，还有助于胎宝宝的肺部发育。孕期每日14微克就可以满足需要。所以没有医生的建议，不推荐额外补充。植物油、坚果和葵花子都含有维生素E。

◎富含维生素E的食物

富含维生素E的食物（每100克含量）	
核桃	43.21毫克
松子	34.48毫克
榛子	36.43毫克
黑豆	17.36毫克
大豆	13.9毫克
菜籽油	60.89毫克
大豆油	93.08毫克
芝麻	38.28毫克
板栗	4.56毫克
腰果	3.17毫克
绿豆	10.95毫克
葵花子	34.53毫克
花生	42.06毫克
玉米油	50.94毫克

经验★之谈 这个月，孕妈妈的外形不会有明显改变，体重的增加也不易察觉，有些孕妈妈因为食欲缺乏和孕吐体重非但没有增加，反而出现了下降的趋势。只要体重没有大幅度的变化，说明这是正常的。但是如果孕妈妈的体重突然发生剧烈的变化，比如一周内下降或增加了5千克，那就一定要立刻咨询医生，因为这意味着身体可能存在某些潜在问题。

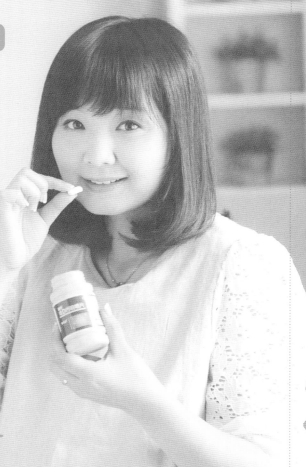

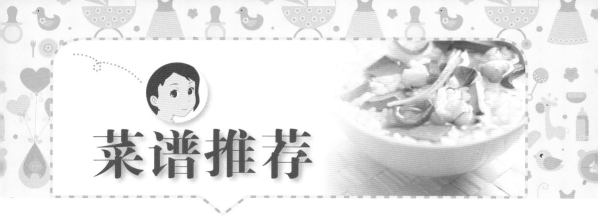

菜谱推荐

木耳香葱炒河虾

原料：小河虾150克，干木耳50克，香葱两棵。盐1小匙，香油少许，植物油2大匙。

做法：1.小河虾用清水洗干净，除去泥沙杂质，用沸水焯熟，捞出控水。木耳用清水泡发，去蒂洗净。

2.炒锅烧热，加植物油，烧至六成热时放入葱段爆香，再加入小河虾、木耳翻炒，加入盐翻炒入味，出锅前淋香油即可。

燕麦粥

原料：燕麦100克，大米100克。

做法：1.将燕麦去除杂质，在水中浸泡两个小时后再洗净放入锅中。

2.将大米洗净也放入锅中，加适量水烧沸后改用小火熬煮。

3.煮的过程中，要不停地搅拌，煮至熟烂即可。

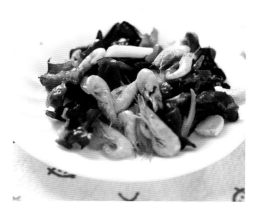

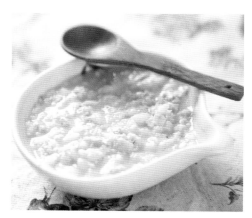

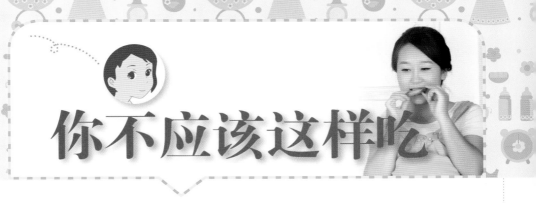

你不应该这样吃

用咸菜来开胃

有的孕妈妈由于胃口不好，就想用咸菜来开胃，咸菜吃多了容易造成体内钠含量的增高，不利于健康。可以用酸甜藕片、黄瓜等来代替咸菜。

吃过量的水果

有的孕妈妈认为多吃水果能补充营养，并能使生下的宝宝皮肤白嫩，因此就每天吃大量的水果。而事实上，水果虽然益处很多，却也并非多多益善。原因是，过多的水果摄入，会使得身体吸收更多的热量，让孕期体重无法得到有效控制。加之有的水果中糖分含量很高，若孕妈妈常常食用这类水果，还可能会引发妊娠期糖尿病。

食用过分辛辣刺激性的食物

有的孕妈妈喜欢吃非常辛辣的食物，觉得这样可以开胃，其实这样不好。辛辣刺激性食物经消化吸收后，可从胎盘进入胎宝宝的血液循环中，妨碍胎宝宝的生长发育，或直接损害某些器官，如肺、支气管等，从而导致胎宝宝畸形或者患病。

喝长时间熬制的骨头汤补钙

动物骨骼中所含的钙质，不论多高的温度也不能溶化，过久烹煮反而会破坏骨头中的蛋白质。骨头上的肉熬久后，肉中的脂肪会析出，增加汤的脂肪含量。熬骨头汤一个小时左右就可以了。

经验★之谈

许多孕妈妈有宝宝后就想吃酸的，经常吃一些山楂制品，但要注意的是，山楂果及其制品，孕妇是不宜吃的。因为现代医学证实：山楂对子宫有收缩作用，如果孕妇大量食用山楂食品，就会刺激子宫收缩，甚至导致流产。

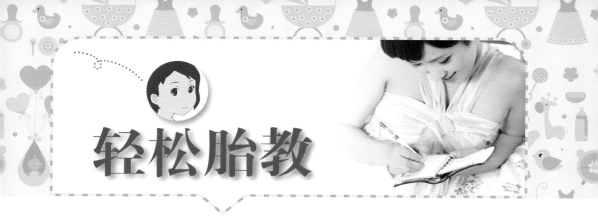

轻松胎教

《蛙声十里出山泉》是现代绘画大师齐白石的代表作之一，是齐白石91岁时为我国著名文学家老舍画的一幅水墨画，诗句是由老舍指定的。齐白石老人画"蛙声十里出山泉"这个命题时还运用了联想手法。在该图中，画面上没有蛙，而观众有如闻蛙声之感。而这蛙声也非是即时可"听"见的，而是在数周后的溪水中的蝌蚪。

作家张光明的文章《简析〈蛙声十里出山泉〉——浅议齐白石绘画艺术的"时空"观》。文章中说"一次，老舍先生到齐白石先生家做客，他从案头拿起一本书，随手翻到清代诗人查慎行一首诗，有意从诗中选取一句'蛙声十里出山泉'，想请齐白石先生用画去表现听觉器官感受到的东西。齐白石了解后，据说经过几天的认真思考，创作出这幅著名的水墨画"。

《蛙声十里出山泉》中齐白石老人用简略的笔墨在一远山的映衬下，从山涧的乱石中泻出一道急流，六只蝌蚪在急流中摇曳着小尾巴顺流而下，它们不知道已离开了青蛙妈妈，还活泼地戏水玩耍。人们可以从那稚嫩的蝌蚪联想到画外的蛙妈妈，因为失去蝌蚪，它们还在大声鸣叫。虽然画面上不见一只青蛙，却使人隐隐如闻远处的蛙声正和着奔腾的泉水声，演奏出一首悦耳的乐章，连成蛙声一片的效果。

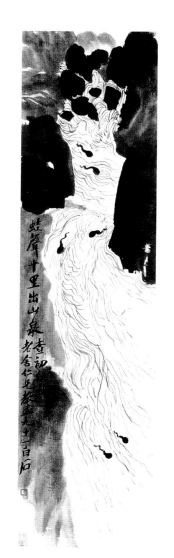

制作花艺　在闲暇时，孕妈妈可以学习制作花艺。铃兰的花语是"幸福的到来"。孕妈妈一边做一边可以想象宝宝到来时是多么的幸福。

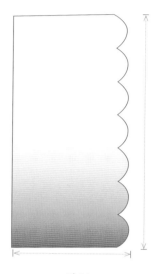

模板

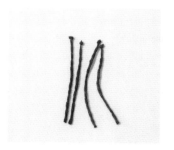

剪裁4段红色小纸藤，将其一端打个结，如图所示。

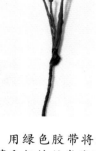

用绿色胶带将这4根纸藤和粗铁丝卷绕固定，作为花蕊。

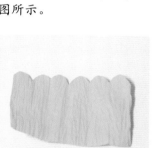

按示意图剪裁花瓣。

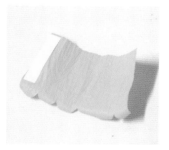

在花瓣一边粘贴双面胶，如图所示。

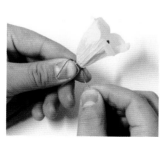

将花瓣卷绕在花蕊上，并在基部卷绕细铁丝。

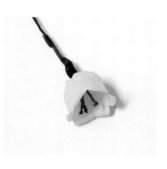

用绿色胶带卷绕花瓣基部，如图所示，完成制作。

给胎宝宝讲
《小蝌蚪找
妈妈》

孕妈妈可以找个舒适的地方坐下给胎宝宝讲一则传统故事《小蝌蚪找妈妈》。孕妈妈不必完全按照故事念给胎宝宝听，可以按自己的理解讲就行了。

暖和的春天来了，池塘里的冰融化了，柳树长出了绿色的叶子。青蛙妈妈在泥洞里睡了一个冬天，也醒来了。她从泥洞里慢慢地爬出来，伸了伸腿，扑通一声，跳进池塘里，在碧绿的水草上，生下了许多黑黑的、圆圆的卵。

春风吹着，阳光照着，池塘里的水越来越暖和了，青蛙妈妈生下的卵，慢慢地活动起来，变成一群大脑袋、长尾巴的小蝌蚪。小蝌蚪在水里游来游去，非常快乐。

有一天，鸭妈妈带着小鸭到池塘来游水。小鸭子们跟在妈妈后面，嘎嘎嘎叫着。小蝌蚪看见了，就想起了自己的妈妈。

他们你问我，我问你："我们的妈妈在哪里呢？"可是谁也不知道。他们一齐游到鸭妈妈身边，问："鸭妈妈，鸭妈妈，您看见过我们的妈妈吗？您告诉我们，她在哪里？"

鸭妈妈亲热地回答说："看见过。你们的妈妈有两只大眼睛，嘴巴又阔又大。好孩子，你们到前面去找吧！""谢谢您，鸭妈妈！"小蝌蚪高高兴兴地向前面游去。

一条大金鱼游过来了，小蝌蚪看见大金鱼头顶上有两只大眼睛，嘴巴又阔又大。他们想：一定是妈妈来了，就追上去喊："妈妈！妈妈！"大金鱼笑着说："我不是你们的妈妈。我是小金鱼的妈妈。你们的妈妈肚皮是白的，好孩子，你们去找吧！""谢谢您！金鱼妈妈！"小蝌蚪又向前面游去。

一只大螃蟹从对面游了过来。小蝌蚪看见螃蟹的肚皮是白的，就迎上去大声叫："妈妈！妈妈！"螃蟹摆着两只大钳子，笑着说："我不是你们的妈妈。你们的妈妈只有四条腿，你们看我有几条腿呀？"小蝌蚪一数，螃蟹有八条腿，就不好意思地说："对不起呀，我们认错了。"

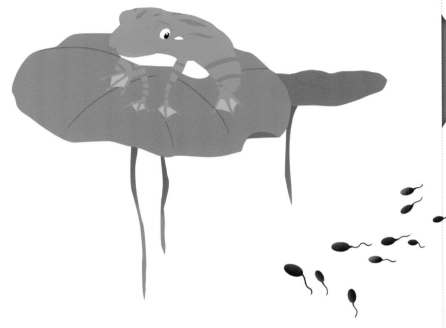

一只大乌龟在水里慢慢地游着，后面跟着一只小乌龟。小蝌蚪游到大乌龟跟前，仔细数着大乌龟的腿："一条，两条，三条，四条。四条腿！四条腿！这回可找到妈妈啦！"小乌龟一听，急忙爬到大乌龟的背上，昂着头说："你们认错啦，她是我的妈妈。"大乌龟笑着说："你们的妈妈穿着好看的绿衣裳，唱起歌来'呱呱呱'，走起路来一蹦一跳。好孩子，快去找她吧！""谢谢您，乌龟妈妈。"小蝌蚪再向前面游过去。小蝌蚪游呀游呀，游到池塘边，看见一只青蛙，坐在圆圆的荷叶上"呱呱呱"地唱歌。小蝌蚪游过去，小声地问："请问您：您看见过我们的妈妈吗？她有两只大眼睛，嘴巴又阔又大，四条腿走起路来一蹦一跳的，白白的肚皮绿衣裳，唱起歌来呱呱呱……"青蛙没等小蝌蚪说完，就"呱呱呱"大笑起来。她说："傻孩子，我就是你们的妈妈呀，我已找了你们好久啦！"

小蝌蚪听了，一齐摇摇尾巴说："奇怪！奇怪！为什么我们长得跟您不一样呢？"青蛙笑着说：

"你们还小呢。过几天，你们会长出两条后腿来；再过几天，又会长出两条前腿。四条腿长齐了，脱掉尾巴，换上绿衣裳，就跟妈妈一样了。那时候，你们就可以跳到岸上去捉虫吃啦。"小蝌蚪听了，高兴得在水里翻起跟斗来："呵！我们找到妈妈了！我们找到妈妈了！"青蛙扑通一声跳进水里，带着小蝌蚪一块儿游玩去了。

后来小蝌蚪长大了，变成了小青蛙。小青蛙常常跳到岸上捉虫吃，还快活地唱着："呱呱呱，呱呱呱，我们长大啦！我们长大啦！我们会捉虫，捉尽了害虫，保护庄稼。"

欣赏摄影作品

一幅好的摄影作品也可以给我们带来美的享受，孕妈妈可以去看摄影展，也可以找一些摄影作品进行美学胎教。

那么，一幅好的摄影作品应该从哪些方面来欣赏呢？

第一，构图要美，要新颖。一幅好的照片，首先吸引你的一定是它的构图。好的构图应该是有个性的、独特的。

第二，对于彩色照片，应该色彩丰富、鲜艳、冷暖搭配得当；而黑白照片则应该对比明显、柔和。

第三，主题突出。每一幅照片都有它的主题和主体，不是主体的部分都应该虚掉或暗淡下去。背景要干净，不能喧宾夺主。

第四，要有感染力。一幅好的照片出现在你的面前，应该使你感到非常震撼。它不仅反映的画面有时代气息，而且很有独特的个性。

第五，光源运用恰当。逆光、侧光、顺光、顶光、底光、自然光、反射光等光源，如果运用得当，就能反映主体和整个画面的内容。

第六，照片的层次要丰富、分明。前景、中景、远景都要清晰明朗。

第七，恰到好处地运用特殊效果。如黑白效果、油画效果、水彩画效果、版画效果、雕塑效果、条纹效果、水纹效果等。

总的说来摄影属视觉艺术，这样它就离不开线条、块型、色彩、光线等视觉基本元素，进而运用这些元素来组合或勾连画面内容和形式的内在联系，最终以此来完成艺术形象的塑造，而这个艺术形象所表达的主题、情绪、气氛因此得到完整表现创作者的思想也寓之其里。

满天星光，绚烂的极光在黑色的天幕中华丽上演。一顶帐篷中温暖的灯光从中漫射开来。

这幅作品主题明确、意境悠长，当我们看到这幅作品，心中不免觉得异常温暖与宁静。

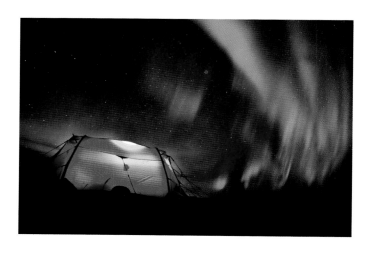

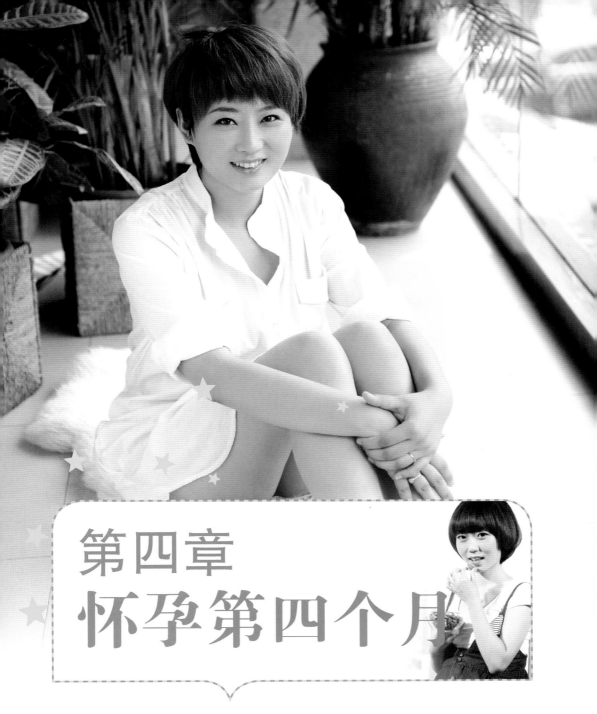

第四章
怀孕第四个月

　　胎儿的条件反射能力加强，手指开始能与手掌握紧，脚趾与脚底也可以弯曲，眼睑仍然紧紧地闭合。现在孕妈妈的子宫增大，腹部也隆起，看上去已是明显的孕妇模样。尽管现在离分娩的时间还很久，但是乳头已经可以挤出一些乳汁了，看上去就像刚分娩后分泌出的初乳，而且肚皮上开始出现妊娠纹了。

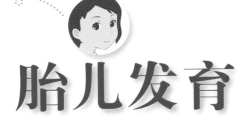

胎儿发育

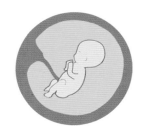

第13周我能"聆听"声音了

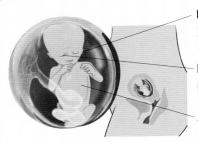

听觉
耳朵向正常位置移动，虽然他\她的耳朵发育得还不是特别完善，但是对声音刺激开始有反应。

眼睛
眼睛正转向头的正面。

皮肤
此时胎宝宝的皮肤逐渐变厚不再透明。

本周我身长大概有7.6厘米，相当于一只大虾的大小，重量大约28克。虽然我还很小，但是我已经完全成形了，只是还有一些细节还有待发育完善。我已经能够通过皮肤震动感受器来听见外界的声音，如果妈妈轻轻抚摩腹部，我就会轻微地蠕动作为回应。

第14周开始练习呼吸了

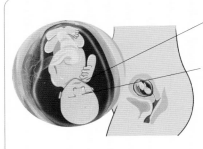

手指
现在能够抓握，有时候还会吸吮自己的手指。

面部
头渐渐伸直，脸部已有了人的轮廓和外形，还长出一层薄薄的胎毛，头发也开始长出；下颌骨、面颊骨、鼻梁骨等开始形成，耳郭伸长。

我现在的生长速度可谓日新月异，我的身长大约有8~9.3厘米，相当于一个柠檬那么大，体重达42.5克。我的皮肤上长出了一层细细的绒毛，不过这层绒毛在我出生后就会消失。

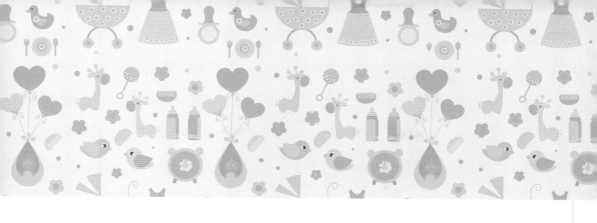

第15周能听见妈妈的呼吸和心跳了

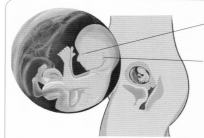

眉毛
开始生长。

耳朵
耳朵能够通过羊水感受外面的声音。

我的身上覆盖了一层细细的胎毛，看上去就像披着一层薄毯，这能帮助我调节体温。我的眉毛开始生长了，头发也在继续生长着，我的听觉器官仍在发育中。游弋在羊水中，我能通过羊水的震动感受到外面的声音，我能听到妈妈的声音和心跳声。

第16周我会打嗝儿了

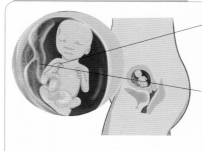

四肢
宝宝的四肢已经发育完善，在自己的小房子里表现得异常活跃，时常翻身、翻跟头、乱踢一通。

有液体的羊膜囊
通过羊膜穿刺术取出羊水样本，检测羊水中胎儿脱落的细胞和分泌的化学成分，可以知道胎宝宝的健康信息。

本周我居然能在妈妈的子宫里打嗝儿了，不过遗憾的是，妈妈可能听不到我打嗝儿的声音，主要是因为我的气管中充斥的不是空气，而是流动的液体。到了16周末，我的胳膊和腿发育完成，各关节也开始慢慢活动。

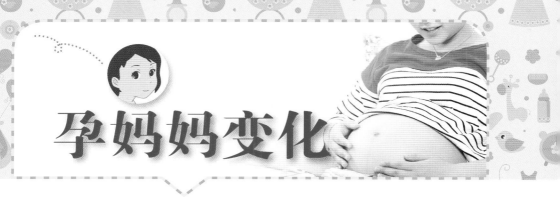

孕妈妈变化

第13周 初现怀孕体态

　　随着早孕反应的结束，极易造成流产的危险期也基本结束，孕妈妈流产的风险也降低了很多。胎宝宝已经完成了其大部分关键性的发展，所以也是比较安全的。孕妈妈脸上和颈部会出现褐色的斑点，乳房开始变大并产生了刺痛感。到了孕中期，乳头能挤出乳汁，如同分娩后的初乳。

第14周 可以穿孕妇装了

　　此时，孕妈妈的阴道分泌物增加，白带增多。孕妈妈应选择纯棉内裤，并坚持每天清洗外阴，不要为此感到担心。早孕反应这时烟消云散，孕妈妈越来越适应怀孕的状态，心情也变得平稳，食欲也跟着好转。现在，孕妈妈可以尽情享受怀孕的美妙和幸福了！

第15周 能分泌初乳了

　　在这周，随着子宫的增大，支撑子宫的韧带会增长，孕妈妈会感觉到腹部和腹股沟疼痛。孕妈妈乳晕颜色变深，乳头增大，呈暗褐色。那么，孕妈妈从这个时候起要多吃点营养食物，做好乳房卫生，为肚子里的宝宝做好喂乳准备。

第16周 感觉到轻微的胎动

　　随着宝宝一点点长大，孕妈妈的腹部、臀部和其他部位会堆积脂肪，体重开始增加。第一次胎动，往往是在不经意间进行的，因为宝宝的动作很轻柔，容易被孕妈妈忽视。

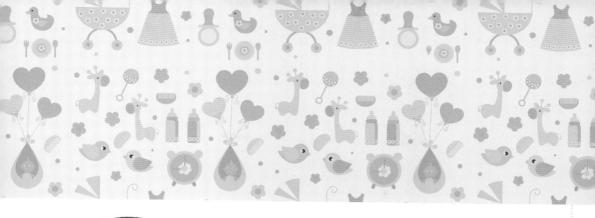

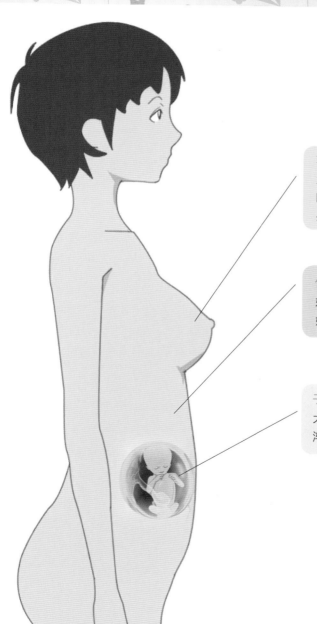

乳房：孕妈妈已能感到乳房的增大，并且乳周发黑，乳晕更为清晰。有的甚至乳头已经可以挤出一些乳汁了。

体重：之前下降的体重逐渐回升，妊娠反应、早孕反应自然消失，孕妈妈身体和心情舒爽多了。

子宫：由于子宫已如婴儿头部般大小，因此孕妈妈的下腹部已渐渐隆起。

孕妈妈健康呵护

孕期的口腔卫生很重要

◎口腔检查和治疗

孕妈妈在准备怀孕前，即使牙齿不疼不肿，也需要做一次全面的口腔检查，如果有问题应及早治疗。孕期也要做好定期口腔检查和适时的口腔治疗。孕期治疗牙病要选对时间，孕早期治疗容易引发流产，孕晚期胎儿发育进入关键时期，许多药物以及麻醉不能使用，所以最佳治疗时间是孕中期。

◎蛀牙

一般女性会有"怀孕时一定会坏牙"的错误观念，而任由牙齿蛀虫发展，其实这是不对的。其实，怀孕不一定会坏牙，而是因为怀孕时，孕妈妈生理及生活饮食习惯的改变，常会疏忽，全身倦怠，并且常有激烈呕吐的现象，一刷牙就会呕吐，因此很容易停止或荒废刷牙。胃酸滞留口中，或常喜欢吃酸性食物，致使唾液pH值改变，也是造成孕妈妈容易蛀牙的原因。

◎口腔日常护理

每天至少用软毛牙刷彻底刷牙两次，勤漱口，勤喝水。当嘴巴出现怪味时，在刷牙后清洁一下舌苔，不仅能消除口腔内的异味，还能恢复舌头味蕾对于味道的正确感觉，而不至于口味越来越重。

◎牙龈病

怀孕期间，动情激素及助黄体酮的增加，会促使牙龈中的微小血管丛扩张、扭曲及循环滞留，使牙龈对机械刺激较为敏感，而且这种激素的增加，会破坏牙龈肥大细胞，放出组织胺及溶蛋白酶等，都会使牙龈对外来刺激的反应更激烈。虽然一些轻微刺激的存在在未怀孕前都不会引起不适的症状，但是怀孕后会出现严重牙龈发炎、肿胀现象。通常怀孕末期两三个月时，牙龈炎开始加重，在怀孕第8个月前，变得更加严重。因此，怀孕前，及早将此类牙齿斑、牙结石等局部刺激因素去除是迫切需要的。

皮肤瘙痒怎么办

◎防治皮肤瘙痒

皮肤瘙痒是妊娠期较常见的生理现象，不需要特殊治疗，宝宝出世后就会消失。经常洗澡、勤换内衣、避免吃刺激性食物、保证睡眠充足、保证大便通畅，都有助于减轻皮肤瘙痒。每次沐浴的时间不要过长，最好是10～20分钟，因为洗澡时间过长，不仅皮肤表面的角质层易被水软化，导致病毒和细菌的侵入，而且孕妈妈容易产生头昏的现象。另外，洗澡频率应根据个人的习惯和季节而定，一般来说3～4天1次，有条件的话，最好是每天1次。

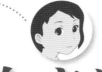

你应该这样吃

摄入足够的钙

从这个月开始，胎宝宝开始长牙根，需要大量的钙元素。若钙的摄入量不足，孕妈妈体内的钙就会向胎体转移，从而造成孕妈妈小腿抽筋、腰酸背痛、牙齿松动等症状，胎宝宝也往往会牙齿发育不健全。

奶和奶制品是钙的优质来源，而虾、虾皮、海带、大豆等也能提供丰富的钙质。对孕妈妈来说，每天对钙的摄入量应该为1000～1200毫克。

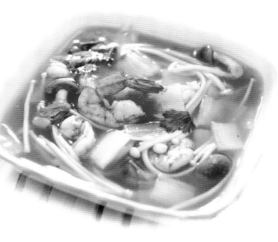

适量摄入维生素

为了帮助孕妈妈对钙、铁、磷的吸收，应相应增加对各种维生素的供给。其中，维生素D能促进钙质的吸收，孕期推荐量为每日10微克。多晒太阳有利于人体自身合成维生素D。补充维生素，孕妈妈应多吃各种水果和蔬菜，如橙子、葡萄、番茄、白菜等。

增加糖类摄入

糖类是人体热量的主要来源，对胎宝宝的呼吸非常重要，因此孕妈妈必须保持血糖的正常水平。大米、小米、玉米等谷类及各种蔬菜和水果中都含有丰富的糖类。一般来说，孕妈妈每日的主食应较孕前增加50～100克。

补充DHA

DHA享有"脑黄金"之称，可见其重要作用。若母体中缺乏DHA，就会影响胎宝宝的大脑及视网膜的发育。从妊娠4个月起，建议孕妈妈适当补充DHA。应每周至少吃1～2次鱼，或选择海藻油DHA制品。而核桃仁、葵花子等坚果，在体内也可合成DHA。

注意对铁的补充

从理论上说，孕妈妈缺铁的可能性较小，这是因为妊娠后，月经停止，身体能更有效地摄取食物中的铁。但是，若吃的食物含铁量不足，或以前月经过多，还是不可轻视对铁的补充。含铁较丰富的食物有海带、绿豆、燕麦、小米、动物肝脏等。

提高蛋白质利用率

此时的胎宝宝在迅速生长，对蛋白质的需求也会有所增加。优质蛋白质是构造胎宝宝组织的重要成分。在饮食中，应增加鱼、肉、蛋、豆制品等富含优质蛋白质的食物，并注意动物蛋白质与植物蛋白质的混合食用，这样可更好地增加蛋白质的利用率。

喝足够的水

水是生命的源泉。多喝水可以排出体内毒素，而孕期缺水则可能导致体内代谢失调，甚至引起疾病。

孕妈妈应每天喝6～8杯水，切忌口渴才喝水。其中果汁的量控制在两杯以内，因其甜度太高，大量摄入会诱发妊娠糖尿病。

经验★之谈

由于食欲增加的缘故，许多孕妈妈这个月都会有体重增长过快的情况发生。超重对孕妈妈来说可不是件好事，应适当控制体重。在孕中期的三个月，每周增加0.35～0.5千克的体重是较为合适的。

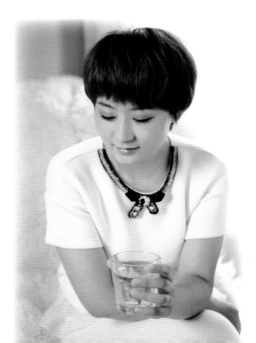

菜谱推荐

枣菇蒸鸡

原料：肉鸡1只（约1000克），红枣15枚，香菇10克，黄酒、姜片、葱、味精、食盐各适量。

做法：1.鸡宰后去毛，剖腹去内脏，洗净。

2.香菇、红枣水发，洗净，沥干水。

3.将鸡内外用盐擦抹一遍，把香菇、红枣置于鸡膛内，加上黄酒、姜片、葱段、味精，放入双层蒸锅中蒸2～2.5小时即可。

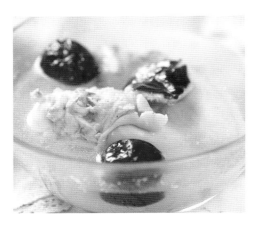

番茄汁茭白羹

原料：茭白3根，番茄两个，植物油、盐、白糖、番茄酱各适量。

做法：1.茭白去皮洗净，在菜板上拍松，切成长条备用。番茄洗净，切瓣。

2.将植物油倒入锅中，旺火烧至七成热，下茭白炸至淡黄色，捞出沥干。

3.锅中留少许油，烧热，放入番茄酱煸炒，加入鲜汤、盐、白糖，煮开。

4.放入番茄瓣和炸过的茭白，加盖用小火焖烧至汤汁浓稠，用味精调味。

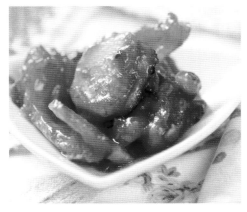

你不应该这样吃

吃得过饱　　这个月，孕妈妈的妊娠反应减小，食欲增加。但需注意：再营养、再可口的食物也不能一次吃得过多、过饱，否则会增加孕妈妈胃肠道、肝脏及肾脏的负担，也给胎宝宝带来不良影响。

食用冷藏时间过久的熟食　　熟食含有的营养成分和水分较高，易于受到细菌的污染而变质。但变质的食物不一定会存在异味。当熟食在冰箱里储存的时候，只会减慢细菌的生长速度，却不能杀灭细菌，且放置的时间越长，细菌数量就越多。因此，熟食在冰箱里存放的时间不宜过长。

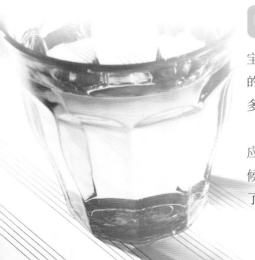

喝水过多　　众所周知，喝水对人体是有很大好处的。怀孕后，自身和胎宝宝都需要水分，因而孕妈妈会比孕前摄入更多的水。但是，孕妈妈喝水也是有限度的。若喝水过多，就容易引起或加重水肿。

　　一般而言，孕妈妈每天喝1～1.5升水为宜，不应超过2升，具体饮水量则要根据不同的季节、气候、地理位置及孕妈妈的饮食等情况酌情增减。到了孕晚期，应控制饮水量在每天1升以内为宜。

节食

有些年轻的孕妈妈害怕孕期发胖影响形体美观，或者担心胎宝宝太胖，生育困难，于是就节制饮食，尽量少吃。这样的做法是十分有害的。

妇女怀孕后，新陈代谢变得旺盛，与妊娠有关的组织和器官也会发生增重变化。孕妈妈需要的营养较孕前大大增加。先天的营养对胎儿生命力至关重要。若营养供应不足，就会给胎儿带来发育障碍，甚至导致早产、流产、死胎的严重后果。而对孕妈妈来说，也会造成贫血、腰酸腿痛、体弱多病等。因此，孕妈妈万万不可任意节食，而应做到合理搭配饮食，不挑食、不偏食，这样才能满足妊娠期营养的需求。

温馨★提示　一般来说，熟食在冰箱里存放的时间不宜超过24小时，并且隔天的熟食需要彻底加热后才能食用。

过多食用鱼肝油

孕妈妈可以适量吃点鱼肝油，因为其含有的维生素D可促进人体对钙和磷的吸收，但需注意的是，如果孕妈妈体内维生素D的含量过多，就会影响胎宝宝的智力发育，以及肾损伤和骨骼发育异常。而维生素A的过量，也会导致头痛、呕吐、烦躁等不良症状。

对孕妈妈来说，应多到户外活动，晒太阳可使自身合成维生素D，而不需要长期服用鱼肝油，也完全可以保证胎宝宝的正常发育。

过量补钙

众所周知，钙对人体骨骼和牙齿的发育非常重要，对孕妈妈来说，更是不可缺钙。但是，倘若孕妈妈盲目地采用高钙饮食，大量饮用牛奶、加服钙片等，对健康有害无益。

若孕妈妈长期大量食用钙片，会增加胎宝宝患高钙血症的风险。而孕妈妈也会出现呕吐、乏力、心律失常等症状。

孕妈妈应该补钙，但一定要适量，尤其要注意微量元素之间的平衡。

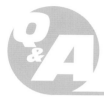

孕期体重增加多少算合适呢？

专家指出，如果孕妈妈的体重过重，容易引发妊娠高血压、妊娠糖尿病等多种病症，也会给分娩带来困难。那么，孕期体重增加多少才合适呢？

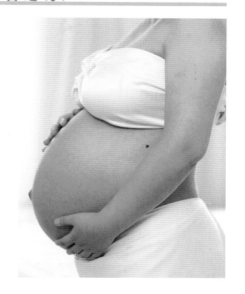

美国医学会推荐，根据孕妈妈的孕前体重指数[BMI=体重（kg）÷身高的平方（m2）]来计算孕期体重的增加量。对于BMI<19.8的孕妈妈来说，孕期总增重量应为12.5～18千克；孕前BMI为19.8～26，孕期体重增长应为11.5～16千克；孕前BMI为26.1～29.9，孕期体重增长应为7～11.5千克，若孕前BMI>29.9，则孕期体重增长6千克以下就可以了。

孕妈妈控制体重的小窍门

1.规律的饮食对孕妈妈来说非常重要。每天应按时吃三餐，每餐保持七八分饱，尤其是晚餐不宜吃得太多。

2.少吃油腻的食物，多吃蔬菜和水果。蔬菜和水果富含维生素，且能缓解和消除便秘。

3.吃饭要细嚼慢咽，延长进食时间，增加饱腹感。也有助于食物的消化吸收。

4.最好用小盘子盛装食物，因为一大盘子的美味可能会让孕妈妈失去控制力。

5.就寝前两小时左右最好别吃东西。平日也应少吃零食。

6.别为了怕浪费食物而让自己吃得过多。这样会对健康不利。

7.适当地锻炼身体不仅有利于控制体重，还能缓解腰痛，且有助于日后分娩。

8.在家里准备一台体重测量计，以随时掌握体重的变化情况。

轻松胎教

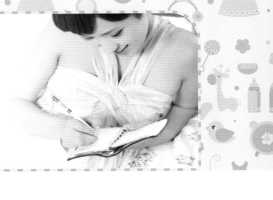

**手指操
虫虫飞**

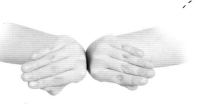

1 双手五指并拢，手背相
对，手指向外弯曲。

2 双手拇指向上伸直，其
余四指包于拇指外。

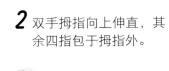

3 双手五指张开，右手放
在左手手心，十指交叉
向手心弯曲。

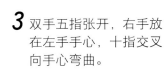

6 双手合十，
向左侧倾斜。

4 重复步骤"1"。

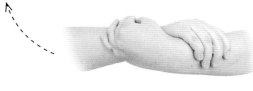

5 右手抓住左手的手腕，
左手抓住右手的手腕。

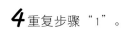

虫虫飞

虫虫飞，虫虫飞，
飞到南山吃露水，
露水吃不到，
回来吃青草。
虫虫飞，虫虫飞，
飞到家里钻进了，
妈妈的怀抱，
一起睡午觉。

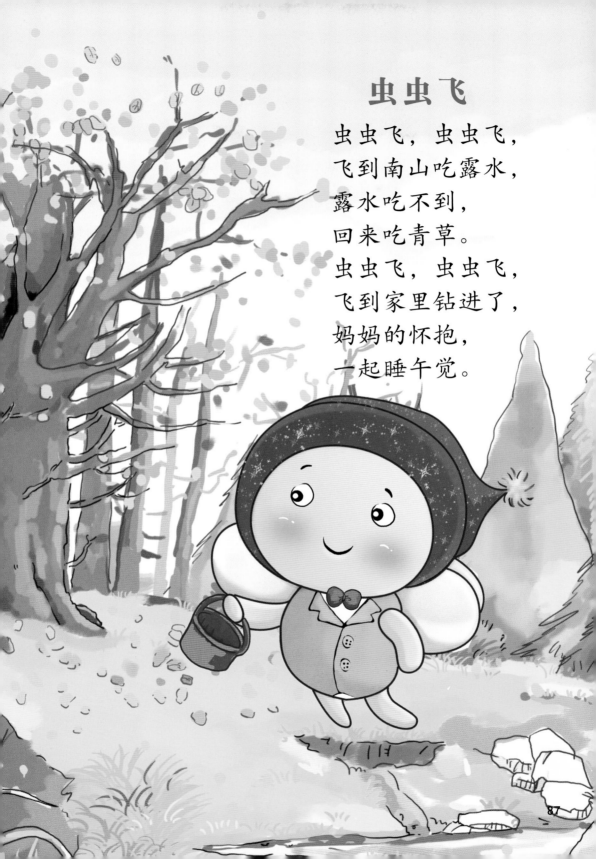

打扮漂亮的你

孕妈妈也可以美美的，做一个散发独特"孕味"的美丽孕妈妈。用天然质地的材料，淡雅的颜色打扮出一个最美丽的你。事实上，美容、穿衣也是胎教，孕妈妈如果保持自信、乐观、心情舒畅，就能很容易忘掉妊娠中不快的反应。另外，化妆也会使孕妈妈显得气色很好，自己看了，心里会舒服，别人看了，赞许几句，孕妈妈也一定会很高兴的。

怀孕虽然使以前的体态美消失了，但同时又产生了另一种美。保持开心、舒畅的心情也会使孕妈妈容颜更美丽。

孕妈妈要根据自己皮肤的特点，选择适合的护肤品。

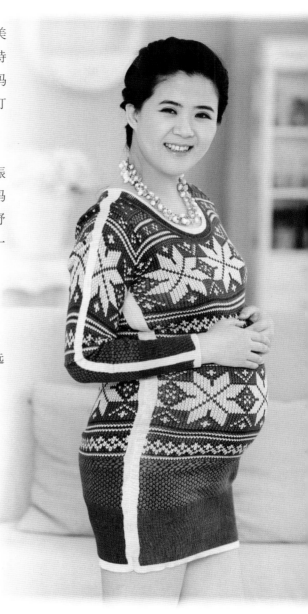

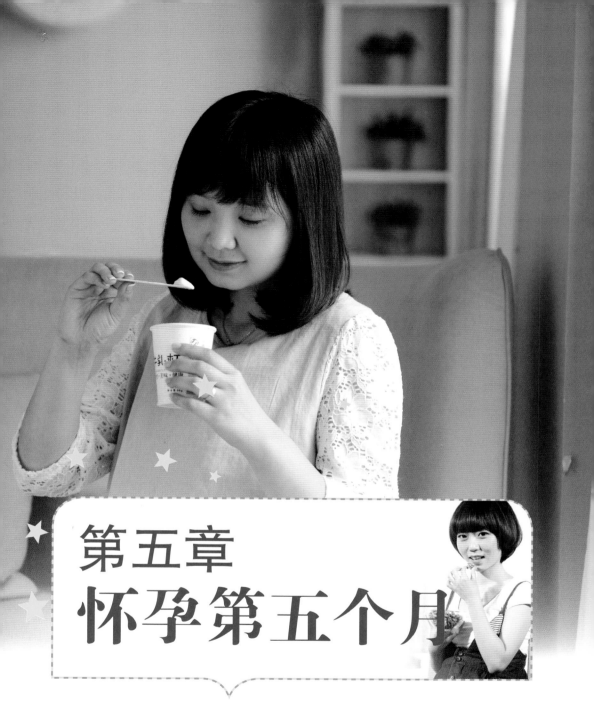

第五章
怀孕第五个月

　　身长在14～16.5厘米左右，体重大约250克。胎宝宝现在开始能吞咽羊水，而且肾脏已能够制造尿液，头发也在迅速地生长。孕妈妈的子宫不断增大，并能明显感觉到胎儿在不停地运动，做一些翻滚的动作。有时胎宝宝的运动太剧烈，让孕妈妈晚上睡不着觉。

 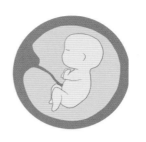

胎儿发育

第17周 外界的声音令我很兴奋

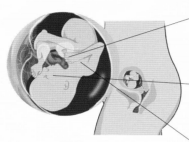

手指
手指脚趾长出指甲，并呈现出隆起，胎儿还会用口舔尝吸吮拇指，那样子就像在品味手指的味道。

面目五官
此时胎儿的头已占全身长的1/3，耳朵的入口张开；牙床开始形成；头发、眉毛齐备。

器官
肾脏已经能够制造尿液，感觉器官开始按照区域迅速地发展。

现在的我跟婴儿一样可爱，皮肤变得红扑扑的。我非常顽皮，最喜欢用手抓住脐带玩，有时候会抓得特别紧，以至于只有少量氧气输送。

第18周 我更热爱运动了

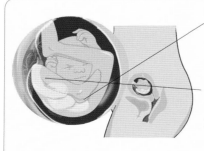

心脏
随着心脏跳动的活跃，利用听诊器可以听到胎儿的心跳声音，而且利用B超检查可以查出心脏是否有异常。

四肢
这时是胎儿最活跃的阶段，胎儿不时地以脚踢妈妈肚子的方式来表达自己的存在。

这周开始我进入了最活跃的阶段，不停地翻转着、扭动着，并且拳打脚踢着，一刻也不闲着。这充分表明我很健康。

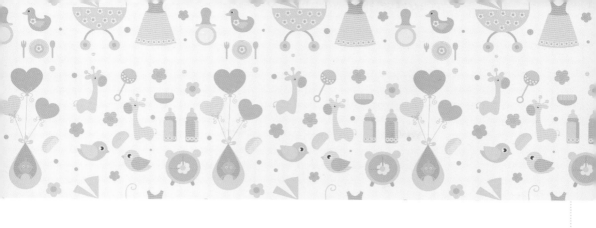

第19周我的感官迅速发育

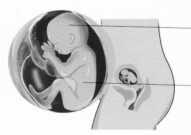

大脑

胎儿的大脑开始划分出专门的味觉、嗅觉、听觉、视觉和触觉区域，并在这些区域里迅速发育。

皮肤

胎儿皮肤的腺体分泌出一种黏稠的、白色的油脂样物质，称为胎儿皮脂，有防水屏障的作用，可防止皮肤在羊水中过度浸泡。

现在的我，身长大约有15厘米，体重约240克，约相当于一个小南瓜大小。我的胳膊和腿现在已经与身体的其他部分成比例了。我的肾脏已经能够产生尿液，头发也在迅速生长。现在是爸爸妈妈对我进行感官胎教的最佳时期，一定不要错过。

第20周我的骨骼发育开始加快

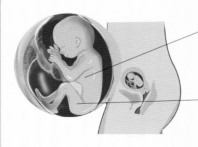

器官

本周胎宝宝胃内开始出现制造黏膜的细胞，肠道内的胎便也开始聚积。

四肢

胎宝宝的四肢和脊柱已经开始进入骨化阶段，此时的胎儿完全具备了人体应有的神经系统，神经之间已经互相连接，而且肌肉比较发达，所以胎儿可以随意活动。

我的骨骼发育在本周开始加快；我的四肢和脊柱已经开始进入骨化阶段。这就需要妈妈补充足够的钙，才能保证我骨骼的正常生长。

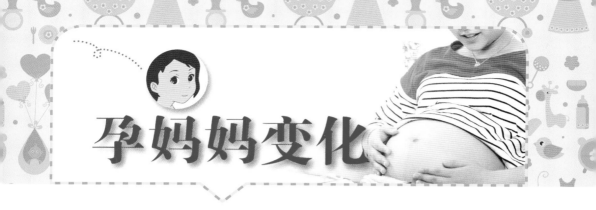

孕妈妈变化

第17周 **韧带疼痛**	现在孕妈妈的体重大约增加了2～5千克。子宫开始变得更大，子宫周围组织的负荷也更重。当孕妈妈正常运动时，子宫两侧的韧带会随之抻拉，从而使孕妈妈产生疼痛的感觉。
第18周 **鼻塞、鼻** **黏膜充血** **和出血**	在本周，有的孕妈妈会出现鼻塞、鼻黏膜充血和出血的状况，这与孕期内分泌变化有关，孕妈妈不要滥用滴鼻液和抗过敏药物，孕妈妈不要为此过于担心，即使不治疗，这种症状也会逐渐减轻。如果情况越来越糟，那到医院就医。
第19周 **疲倦来袭**	怀孕使得孕妈妈的身体承担着额外的负担，所以孕妈妈特别容易感到疲倦和乏力，这无形中就拉长了夜晚的睡眠时间。即使这样，孕妈妈还不时会感到疲惫，甚至是白天都会觉得困倦。在这种情况下，孕妈妈不要做太多工作，尽可能想睡就睡，保持高质量的睡眠。
第20周 **感觉到轻** **微的胎动**	到了这周，孕妈妈已经能够明显地感觉到胎动、感受到宝宝的生命力了。孕妈妈的子宫约在肚脐的位置，腹部变大，已接近典型孕妇的体型。变大的腹部破坏了整体的平衡，使人很容易感觉疲劳。

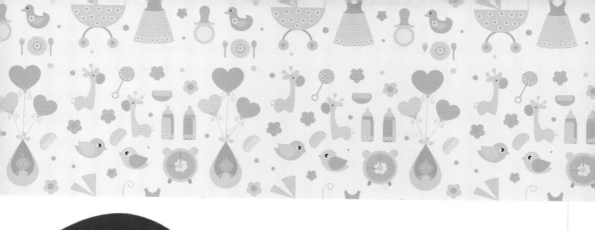

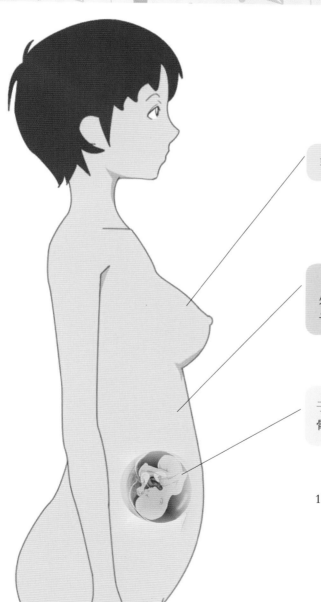

乳房：乳房比以前膨胀得更为显著。

体重：孕吐情形会完全消失，身心处于安定时期。孕妈妈最少增加了2千克体重，有些也许会达到5千克。

子宫：此时可测得子宫底高厚度在耻骨联合上缘的15～18厘米处。

16～18周要做唐氏筛查。

孕妈妈健康呵护

◎贫血的自我检测

1.有头晕的情况，尤其是坐着突然站起来的时候，会两眼发黑或是眼冒金星。

2.经常感觉疲劳，即使活动不多也会感觉浑身乏力。

3.偶尔会感觉头晕，脸色苍白。

4.指甲变薄，而且容易折断。

5.呼吸困难，心悸，胸口疼痛。

◎贫血的调理

定期检查：在孕期里应定期检查血红蛋白、红细胞计数，有贫血症状及时发现。

饮食调理：多吃含铁丰富的食物，并保证维生素B_{12}、叶酸的摄入。在孕妈妈日常菜单中，多加入一些动物的肝、肉类、蛋类、豆类及豆制品、牛奶、绿叶蔬菜、水果等补充铁元素。对于中度或重度贫血患者，光靠饮食调节是不够的。可在医生的指导下服用一些铁剂。

铁是生产血红蛋白的必备元素，而血红蛋白的功能是负责把氧气运送给全身各细胞。同时，这个时期胎宝宝需要靠吸收铁元素来制造血液中的红细胞，如果铁摄入量不足，孕妈妈就会出现贫血现象。所以，从这个意义上来说，补铁就是给胎宝宝补血补氧。

◎有助于缓解孕期贫血的食物

食物类别	食物名称
动物肝脏	猪肝、牛肝、羊肝、鸡肝等
动物血液	猪血、鸭血、鸡血等
蔬菜	胡萝卜、菠菜、萝卜干等
水果	柠檬、橘子、樱桃、荔枝、大枣、草莓、龙眼肉等
其他	木耳、黑豆、肉类、鱼类、禽蛋等

◎缓解腰酸背痛的小方法

随着肚子一天天隆起，站立时身体的重心一定要往后移才能保持平衡。这种长期采用背部往后仰的姿势会使平常很难用得到的背部和腰部肌肉，因为突然加重的负担而疲累酸疼。除此之外，黄体酮使骨盆、关节、韧带软化松弛，易于伸展，但也造成腰背关节的负担。

怀孕时期，体重急剧增加，激素改变，整个身体多少都会有些微水肿、韧带松弛等现象发生。在怀孕初期，由于这些现象并不会对身体造成太大影响，因此，孕妈妈并不会感到腰酸背痛或行动不便。但是，到了怀孕中后期，随着肚子逐渐变大、体重增加，孕妈妈们就会开始行动不便，甚至经常出现腰酸背痛、小腿抽筋、双腿水肿等。其实，这些症状都属孕期的正常现象，孕妈妈不要每天忧心忡忡。

◎预防妊娠高血压

在怀孕20周以后，如果有血压升高、水肿等症状，孕妈妈就应该注意了。血压高的孕妈妈，血液流通不畅，会出现头晕、眼花、胸闷及恶心呕吐的症状，而且母体不能顺利向胎盘供给营养，从而导致胎盘功能低下，造成胎儿所需的营养和氧气的不足、发育不全，甚至会出现死胎。

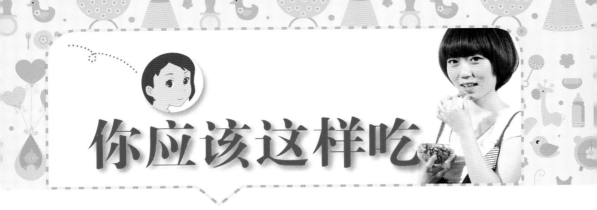

你应该这样吃

保证蛋白质的充足

孕妈妈每天蛋白质的摄入量应达到80～90克，以确保子宫和乳房的进一步发展，同时促进胎宝宝大脑的发育。蛋白质的获得主要通过增加肉、鱼、虾、蛋、豆制品的摄入来实现。

满足热能需要

怀孕5个月需要的热量比孕前多10%～15%，即每天需要增加800～1200千焦热量。为了满足热能的需要，应注意调节主食的品种，如小米、地瓜等。这样才能满足孕妈妈与胎宝宝的健康需要。

要增加维生素A的摄入量

维生素A有促进生长的作用，怀孕5个月的需求量会比平时多20%～40%，每天摄入量约为1000毫克。

天然维生素A只存在于动物体内。而类胡萝卜素存在于红色、橙色及深绿色植物性食物中，它们在体内可以转化成维生素A。富含类胡萝卜素的食物有胡萝卜、地瓜、杧果、苋菜等。

经验★之谈 在烹饪时，将含维生素A或类胡萝卜素的食物和脂类搭配，有助于维生素A的利用和吸收。

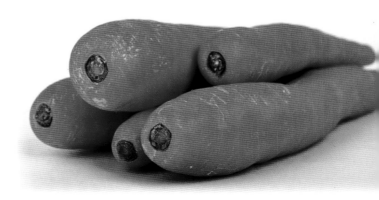

铁的需求量会猛增

怀孕期间，孕妈妈对铁的需求量会猛增，并且孕周越长，胎宝宝的发育越完全，需要的铁就会越多。铁的供应量不足，是孕妈妈很容易出现的问题。孕期缺铁，会引发缺铁性贫血，从而危害母子健康。

动物肝脏是孕期补铁的佳品。而植物性食品中的铁主要含在各种碳水化合物、粮食、坚果类等食物中。同时要注意维生素C的摄入，以促进铁的吸收。

脂肪的补充

脂肪是构成胎宝宝大脑的重要成分，孕妈妈应多吃些含有脂质的食物，如鱼头、芝麻、核桃、栗子、香菇、紫菜、虾等。鱼肉中含有两种不饱和脂肪酸，对胎宝宝的大脑发育非常有益，而其在鱼油中的含量要高于鱼肉，鱼油相对集中于鱼头，因此孕妈妈可适量多吃鱼头。

增加牛奶的摄入量

在孕中期，为了保证钙及维生素的摄入量，孕妈妈每天应饮用500毫升以上的牛奶或奶制品。为了补钙，还应该经常吃点虾皮。

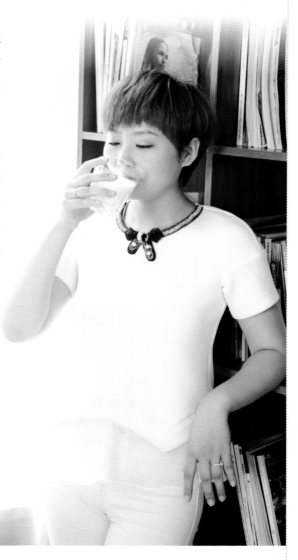

97

菜谱推荐

板栗焖鸡块

原料：鸡肉250克，板栗100克，生姜、葱白、酱油、盐、鸡精、绍酒、白糖、植物油各适量。

做法：1.鸡肉剁成小块，加酱油、绍酒腌制10分钟；板栗去壳和膜。

2.锅上火烧热放油，投入生姜、葱白煸香，倒入鸡块炒至水分将干。

3.加入酱油、盐、白糖、绍酒和水，淹过鸡块大火烧沸，撇去浮沫，改小火焖10分钟，放入板栗继续焖至肉烂栗酥，旺火收汁，加入鸡精即可装盘。

排骨蘑菇汤

原料：排骨500克，鲜蘑菇100克，番茄100克，料酒、盐各适量。

做法：1.排骨用刀背拍松，再敲断骨髓，加适量盐、料酒腌约15分钟；番茄、蘑菇洗净切片备用。

2.锅中加适量水，烧开后放入排骨，撇去浮沫，加入适量料酒，用小火煮约30分钟。

3.倒入蘑菇片再煮10分钟，放盐调味后，加入番茄片，煮沸即可。

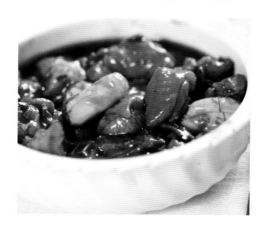

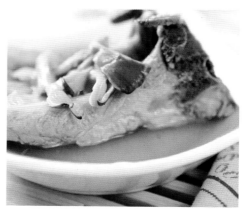

你不应该这样吃

用饮料代替白开水

研究表明，白开水是补充人体水分的最好物质，非常有利于人体吸收，而各种饮料含有较多的糖及其他添加剂。孕妈妈若经常喝饮料，不仅会影响消化和食欲，还会影响肾功能。给腹中的胎宝宝带来不良影响。因此，孕妈妈应多喝白开水。

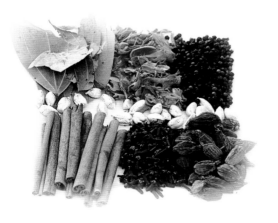

食用热性香料

香料属于调味品，主要指花椒、胡椒、八角、桂皮、茴香、小茴香、五香粉、辣椒粉等，一般为热性香料。孕妈妈若经常食用这些热性香料，会不利于健康。

孕妈妈怀孕时，体温相应增高，肠道较干燥，而热性香料其性大热，具有刺激性，易消耗肠道水分，出现便秘或粪石梗阻。肠道发生泌结后，孕妈妈就会用力屏气解便，而这会引起腹压增大，压迫子宫内的胎儿，从而容易造成胎动不安、胎儿发育畸形、自然流产、早产等后果。

多吃盐 　　有的孕妈妈在怀孕前喜欢吃咸味较重的食物，以至于在孕期对清淡的饮食很不习惯。但为了自己和胎宝宝的健康，孕妈妈还是应该改变曾经的饮食习惯。

　　孕妈妈常吃过咸的食物，会导致水肿和妊高征的发生。孕期的饮食，应该以清淡为原则，可在食物中多加点醋或香菜等，以达到少放盐的目的。当然，一点盐都不吃对孕妈妈也并非有益，只有适当少吃盐才是必要的。用盐量每天最好少于6克。倘若孕妈妈出现以下情况，就应该忌盐：

　　1.患有某些与妊娠相关的疾病(心脏病或肾脏病)。

　　2.孕妈妈的体重增加过度，尤其是同时还出现水肿、血压增高、有妊娠中毒症状者。

　　所谓忌盐饮食，是指每天摄入的氯化钠不超过1.5～2克（正常进食每天会带给人体8～15克氯化钠）。

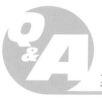

孕妈妈可以吃火锅吗？

　　火锅是许多人喜欢吃的食物，尤其在寒冷的冬季，更是受到人们的欢迎。但是，孕妈妈可以吃火锅吗？

　　吃火锅，自然少不了肉类，而肉类常感染弓形虫。弓形虫的幼虫往往隐匿在受感染的动物肌肉细胞中，肉眼无法看到。在吃火锅时，人们总是习惯把肉片放在煮开的锅中稍微烫一下就吃，但短时间的加热并不能消灭寄生在肉片细胞中的弓形虫幼虫。如果孕妈妈吃了这样的食物，就会给母体及胎宝宝造成危害，可能导致流产、死胎、畸形儿等。

　　因此，孕妈妈最好少吃火锅，偶尔食用时，一定要把肉片烧熟煮透。建议选择在家里吃火锅，这样不仅可以更好地确保食物的卫生，也可以控制汤料的味道。

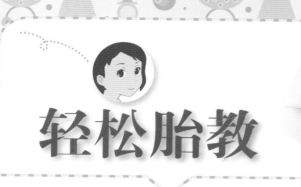

轻松胎教

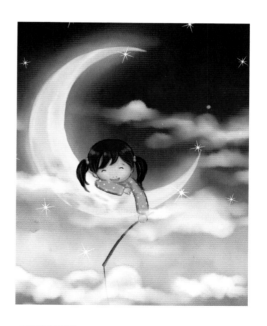

给胎宝宝念诗《小小的船》

《小小的船》是叶圣陶先生写的一首美妙的儿童诗。这首诗描述的是晴朗夜晚，一个小朋友仰望一弯明月所看到的情景，展现了孩子飞上月亮、遨游太空的美好愿望。全诗形象优美、韵律和谐，充满儿童情趣。孕妈妈还可以根据诗中的意境将自己的想象画出来。

弯弯的月儿小小的船，
小小的船儿两头尖。
我在小小的船里坐，
只看见闪闪的星星蓝蓝的天。

经验★之谈　孕妈妈可以让准爸爸一起来互动，找一些经典的儿童剧在家里进行表演。比如让准爸爸扮演大灰狼，孕妈妈扮演小红帽等。

让准爸爸听胎心

如果医生允许的话，可以让准爸爸一同听胎心。医生用多普勒听诊时，胎宝宝的胎心声，像钟摆声，有力而规律。当你和准爸爸第一次听到胎宝宝的胎心时，一定会非常激动，相信你们会从内心迸发出对宝宝的柔柔爱意。

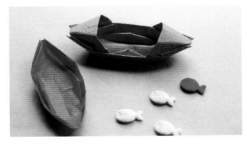

学习折纸船

孕妈妈在闲暇时可以学习折纸，折纸不仅可提高审美情趣，还能够锻炼孕妈妈手指的灵活性。这里推荐孕妈妈学习折纸船。

◎敞篷船的制作

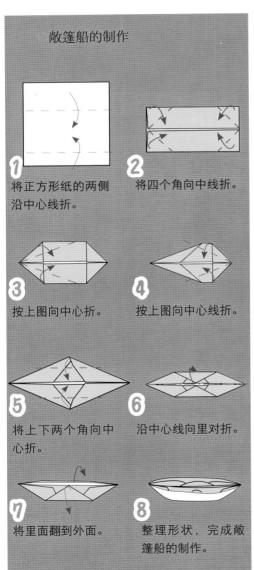

1 将正方形纸的两侧沿中心线折。

2 将四个角向中线折。

3 按上图向中心折。

4 按上图向中心线折。

5 将上下两个角向中心折。

6 沿中心线向里对折。

7 将里面翻到外面。

8 整理形状，完成敞篷船的制作。

◎乌篷船的制作

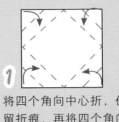
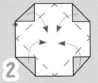

1 将四个角向中心折，保留折痕，再将四个角向中心折到折痕上。

2 按上图向中心折。

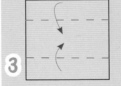
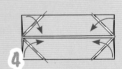

3 翻到背面，将上下两侧向中心折。

4 将四个角向中心折。

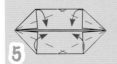
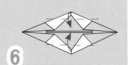

5 将四个角向中心线折。

6 将上下两个角向中心线折。

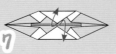
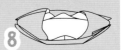

7 从中心线的位置拉开，将里面翻到外面。

8 整理形状，完成制作。

进行声律启蒙

《声律启蒙》是训练儿童应对、掌握声韵格律的启蒙读物。按韵分编，包罗天文、地理、花木、鸟兽、人物、器物等的虚实应对。从单字对到双字对，三字对、五字对、七字对到十一字对，声韵协调，朗朗上口，从中得到语音、词汇、修辞的训练。从单字到多字的层层属对，读起来，如唱歌般。明清以来，如《训蒙骈句》、《笠翁对韵》等书，都是采用这种方式编写，并得以广泛流传。

推荐孕妈妈给胎宝宝读一段有声律启蒙作用的诗歌。

> 云对雨，雪对风，晚照对晴空。
> 来鸿对去燕，宿鸟对鸣虫。
> 三尺剑，六钧弓，岭北对江东。
> 人间清暑殿，天上广寒宫。
> 两岸晓烟杨柳绿，一园春雨杏花红。
> 两鬓风霜，途次早行之客；
> 一蓑烟雨，溪边晚钓之翁。
> 沿对革，异对同，白叟对黄童。
> 江风对海雾，牧子对渔翁。
> 颜巷陋，阮途穷，冀北对辽东。
> 池中濯足水，门外打头风。
> 梁帝讲经同泰寺，汉皇置酒未央宫。
> 尘虑萦心，懒抚七弦绿绮；
> 霜华满鬓，羞看百炼青铜。
> 贫对富，塞对通，野叟对溪童。
> 鬓皤对眉绿，齿皓对唇红。
> 天浩浩，日融融，佩剑对弯弓。
> 半溪流水绿，千树落花红。
> 野渡燕穿杨柳雨，芳池鱼戏芰荷风。
> 女子眉纤，额下现一弯新月；
> 男儿气壮，胸中吐万丈长虹。

经验★之谈 有的孕妈妈因为怀孕后在家休息，就变得作息没有规律了，晚上很晚才睡，早上也很晚才起床。其实孕妈妈的作息将直接影响到胎宝宝的作息，有研究表明，如果孕妈妈在怀孕期间生活没有规律，那么将来宝宝生下来后，也容易黑白颠覆，并且造成夜啼。

所以孕妈妈无论是否要上班，都应该保持良好的作息规律，每天按时睡觉，按时起床。

做脑筋急转弯

孕妈妈在闲暇时可以做一些脑筋急转弯，一来是可以动动脑，二来可以在奇特的答案中会心一笑，舒缓心情。

问题：

1.盆里有6只馒头，6个小朋友每人分到1只，但盆里还留着1只，为什么？

2.你能以最快速度，把冰变成水吗？

3.老王一天要刮四五十次脸，脸上却仍有胡子。这是什么原因？

4.有一个字，人人见了都会念错。这是什么字？

5.小华在家里，和谁长得最像？

6.鸡蛋壳有什么用处？

7.什么人始终不敢洗澡？

8.什么车子寸步难行？

9.哪一个月有二十八天？

10.一年四季都盛开的花是什么花？

11.什么英文字母最多人喜欢听？

12.孔子与孟子有什么区别？

答案：

1.最后一个小朋友把盆子拿走了。

2.把"冰"字去掉两点，就成了"水"。

3.老王是理发师。

4.这是"错"字。

5.镜中的小华。

6.用来包蛋清和蛋黄。

7.泥人。

8.风车。

9.每个月都有28天。

10.塑料花。

11.CD。

12.孔子的子在左边，孟子的子在上边。

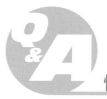

怀了宝宝能搬新家吗？

如果刚搬进新装修的房子，建议一年之内不要怀孕。但如果已经怀孕了，又不得不搬新家的话，就需要在搬进去前做完面的检测，看看甲醛、有机挥发物、苯、氡、氨等是否超标。如果超标，很可能对胎儿有直接的影响，造成流产、发育异常或胎死腹中等。同时尽量不要在夏天搬进新家，因为夏天有害气体挥发多。

刚买的家具和新装修的房子都有污染，特别是冬季新入住时开窗通风不可能很充分，室内污染更重，最好是先晾半年再入住。

欣赏《虾》

齐白石画的虾，栩栩如生，情趣盎然。

齐白石非常懂得笔墨的应用，也善于操纵笔墨，他在下笔画虾时，既能巧妙地利用墨色和笔痕表现虾的结构和质感，又以富有金石味的笔法描绘虾须和长臂钳，使纯墨色的结构里也有着丰富的意味，有着高妙的技巧。

李苦禅评价说，白石翁画虾，乃河虾与对虾二者惬意的"合象"。叶浅予认为，虾的精神状态，虾有弹力的透明体，虾在水中浮游的动势，把艺术造型的形、质、动三个要素完满的表现出来。这样丰富的内容，齐白石先生用的是极简练的笔墨，不能多一笔，也不能少一笔，一笔一笔可以数得出来。

欣赏《幽默曲》

孕妈妈可以在欣赏画作的同时欣赏德弗札克的《幽默曲》。1894年夏天，德弗札克回到波希米亚维索卡庄园度假，写下了八首幽默曲，编成一部曲集。这些甜美、轻松、幽默的小曲，有如民歌一样朴实亲切，广为流传。《幽默曲》充分反映了作者处于安谧、恬静的田园生活时的愉快心绪。

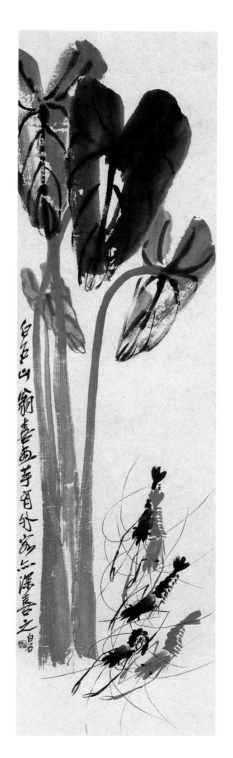

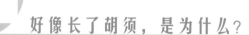

好像长了胡须，是为什么？

　　有的孕妈妈发现自己的汗毛增多了，并且还隐隐的长出了胡须，这使得孕妈妈非常地烦恼。其实这些变化只是暂时的。是因为怀孕使脑垂体前叶的促肾上腺皮质激素分泌亢进，由此引起肾上腺皮质激素及卵巢、肾上腺分泌的雄性激素增加，所以会出现暂时的多毛症。

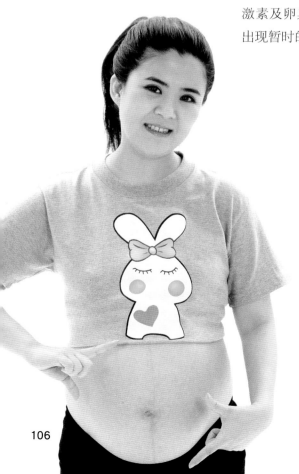

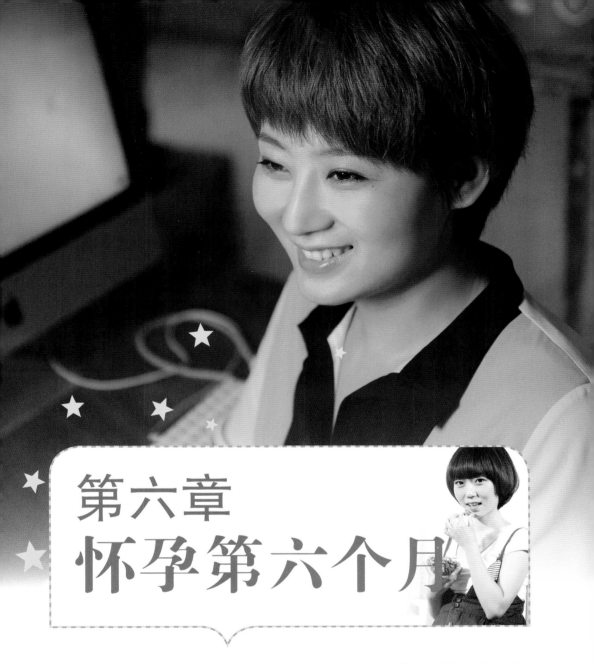

第六章
怀孕第六个月

　　胎宝宝大约已有500多克，听力已经形成，可以听到孕妈妈发出的有些变形的说话声音、心跳的声音和肠胃蠕动时发出的咕噜咕噜的声音。外界一些大的噪音，胎宝宝也能听到；

　　孕妈妈容易感到疲惫，同时对节制饮食嗜好有些厌倦，看到平时爱吃的冰激凌、可乐饮料或者麻辣豆腐时可能非常眼馋。虽然偶尔放松一下也没问题，但是还是尽量用其他的健康食品，来替代这些可能给你和胎儿带来损害的食物；同时孕妈妈要保持好的情绪，以利于胎宝宝健康成长。

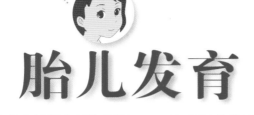
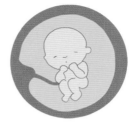
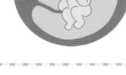

胎儿发育

第21周我能够听到妈妈的声音了

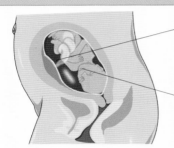

羊水

到了本月，孕妈妈的羊水越来越多，胎宝宝能够在充足的羊水中自由地穿梭，并且可以从羊水中吸取水和糖分。

口腔

胎儿舌头上的味蕾已经形成并开始工作，正在品味着羊水的味道。

　　我在妈妈日渐增多的羊水中快乐地穿梭着，并且不停地吞咽羊水以练习呼吸。我会通过运动告诉妈妈我在子宫内生活得很好，如果感觉不舒服，我会通过剧烈的胎动、少动或者不动来给妈妈发出信号，让她知道。

第22周代表高等智慧生物智商的大脑快速成长

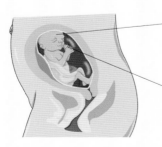

皮肤

胎儿现在有了汗腺，血管仍然可见，但皮肤不像以前那样透明了。

胎动

这时是胎儿最活跃的阶段，胎儿不时地以脚踢妈妈肚子的方式来表达自己的存在。

　　我的心脏运动也变得活跃起来，借助听诊器，妈妈能够清楚地听到我的胎心音。如果我是小公主，我的阴道、子宫、输卵管都已经长成了；如果我是小王子，已经能够看清楚我的生殖器官了。

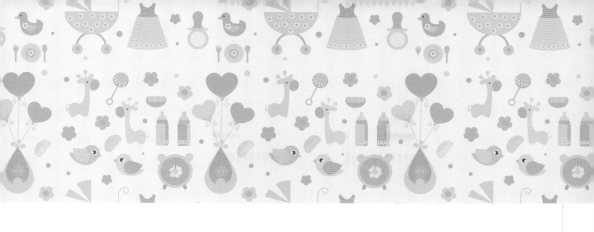

第23周我能模糊地看东西了

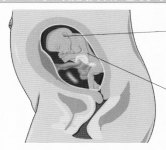

耳朵

由于胎儿内耳的骨头已经完全硬化，因此他/她的听觉更加敏锐。他能分辨出来自宫外和孕妈妈身体内部的不同声音。

四肢

胎宝宝的肢体动作增多，他/她的手指清晰可见，长出了关节。他/她踢腿的幅度增加了，孕妈妈可以明显地感觉到，而且踢腿的次数、力量都有不同程度的增加。

　　这周我的内耳的骨头已经完全硬化，所以我的听觉会非常敏锐。此时我能听到妈妈体内的所有声音。不仅如此，我还能分辨出妈妈体外和体内的声音。这周我的反应更灵敏了，在妈妈或者爸爸轻轻摸着肚子说话时，常常会以踢踹作为回应。

第24周代表味觉的味蕾开始发挥作用了

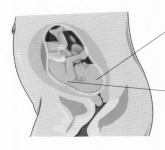

大脑

他/她的脑细胞形成，脑部和神经终端发育良好，能感受到触觉也越来越聪明。

皮肤

此时胎宝宝仍然很瘦，他/她的皮肤呈现出红色并起皱，覆盖的胎毛变成浓密的毛发。

　　我的感觉器官每天都在发育，堪称日新月异，脑部和神经终端发育良好，我能感受到触觉了。此外，我除了能够吮吸自己的手指外，也经常用小手抚摩自己的脸蛋。

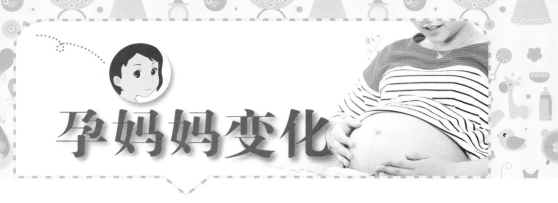

孕妈妈变化

第21周 运动后呼吸会变得急促

随着胎宝宝的生长，孕妈妈的子宫日益增大，肺部就会受到挤压，所以孕妈妈时常会觉得呼吸急促，尤其是在运动后。此时，有些孕妈妈可能觉得自己的行动已经有些迟缓和笨重了，这是很正常的情况。

第22周 体重增长加速

孕22周的孕妈妈，体重迅速增长，做稍微重点儿的劳动，就会感到呼吸困难。孕妈妈最好减少或避免过重的劳动，做些力所能及的事情，保持心情愉快。在孕激素的作用下，孕妈妈的手指、脚趾和全身的关节韧带都会变得松弛，因而会觉得不舒服。

第23周 便秘又出现了

到了这一周，孕妈妈的子宫不断增大，压迫到肠道，导致孕妈妈的肠道蠕动减慢，直肠周围血管受到压迫，从而引起便秘。如果孕妈妈体内缺少水分，就会从肠道中吸取，这会使便秘更加严重。所以，孕妈妈每天至少要喝2000毫升水，同时，还要在饮食及生活细节方面多注意调节。

第24周 乳房分泌液体

整个孕期，孕妈妈的乳房会发生一系列变化，怀孕前几周会感觉乳房发胀，有触痛感。怀孕两个月后，乳房会明显增大。到了第6个月，乳房越发变大，乳腺功能发达，孕妈妈要注意勤换文胸，保持清洁，每天都要对乳房进行护理。

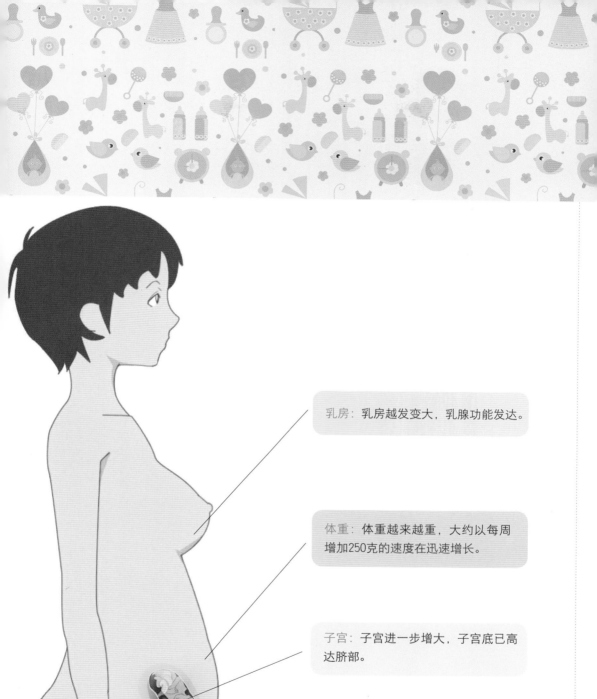

乳房：乳房越发变大，乳腺功能发达。

体重：体重越来越重，大约以每周增加250克的速度在迅速增长。

子宫：子宫进一步增大，子宫底已高达脐部。

22~24周要做B超检查。

111

孕妈妈健康呵护

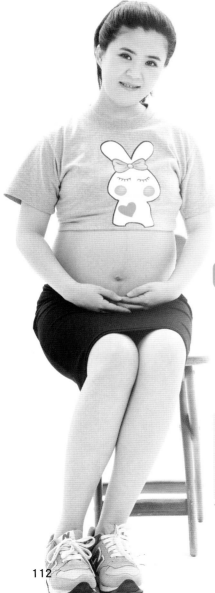

孕期头痛、眩晕怎么办

　　1.在头上敷热毛巾可以有效地缓解头痛。到户外晒晒太阳，呼吸一下新鲜空气。按摩一下太阳穴或抹点清凉油，都有助于缓解孕妈妈的头痛。

　　2.注意身心充分放松，去除可能的担心和不安的因素，避免身体受凉，也利于减轻头痛。

原因	注意事项
头痛加剧	部分孕妈妈会在怀孕早期出现头晕及轻度头痛，这是一种常见的早孕反应。如果在怀孕第六个月后出现日趋加重的头痛，伴呕吐、胸闷，或是有水肿、血压升高和蛋白尿，就可能是患上了妊娠高血压综合征，要及时去医院接受治疗
疲劳	疲劳是诱发孕妈妈头痛的一个重要诱因，孕期每天最好睡个午觉，每晚保证8小时睡眠，尽量不要太久地做精神过于集中的事，如长时间看电视等

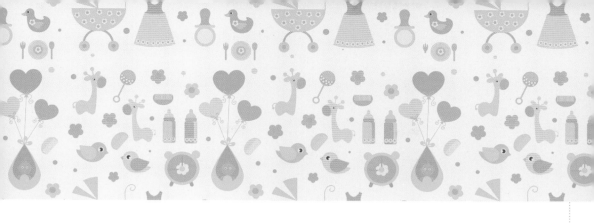

坏孕肚子大了还能开车吗

肚子大了最好不要开车，一般来说，怀孕6个月以前开车对孕妇和胎儿的影响并不大，只是长时间保持坐姿，会影响下肢的血液循环。在开车时可以把座位调后，离方向盘远一点，同时注意开窗通风，也可以在路上放些愉快的音乐给宝宝胎教。6个月以后最好不要开车，方向盘很容易顶到肚子，上下车也不方便，容易导致胎盘早剥，母婴都有危险。

胎动让你不舒服时怎么办

怀孕后期，胎儿在子宫里活动常常让孕妈妈感到不适。可通过以下方法改善：

深深地吸一口气，慢慢地将一只手臂举高到头上；深深地吐气，慢慢地将手臂放下；重复做几次。

此运动可以使胎儿移动到一个令你比较舒服的位置，并消除紧张和疲劳，增强体力。如果因为胎儿的活动太活跃，使你晚上睡不着觉，不妨换个姿势，还是不见效的话，可请准爸爸帮你按摩。

你应该这样吃

增加优质蛋白质

这个阶段，胎宝宝的身体在迅速发育，蛋白质的摄入一定要保证充足。世界卫生组织建议，孕妈妈在怀孕中期，每日应增加优质蛋白质9克，相当于300毫升牛奶或两个鸡蛋或50克瘦肉。若以植物性食物为主，则每日应增加蛋白质15克，相当于200克豆腐或75克豆腐干或40克大豆或200克主食。孕妈妈的饮食，最好是动物性蛋白质和植物性蛋白质各占一半。

多喝水

这个月的孕妈妈每天要至少喝6杯开水。有水肿的孕妈妈应注意晚上少喝水，白天喝够量。多喝水也是保证排尿顺畅、预防尿路感染的方法。孕妈妈应适时饮水，如果等口渴了再喝水，就说明体内已经缺水了。

补充B族维生素

维生素是人体不可或缺的。这个月，孕妈妈对B族维生素的需求量会有所增加，而B族维生素无法在体内存储，必须有足够的供给才能满足身体的需要。孕妈妈应多吃富含维生素的食物，如蔬菜、水果、瘦肉、鱼类等。

富含蛋白质的食物（每100克含量）

食物	含量	食物	含量
鸡蛋	13.3克	奶酪	25.7克
大豆	35克	毛豆	13.1克
豆腐	8.1克	鸭肉	15.5克
猪肉	13.2克	牛肉	19.9克
鸡肉	19.3克	鲤鱼	17.6克
鲫鱼	17.1克	黑米	9.4克
核桃	14.9克	花生	12克

重视优质脂肪的摄入量

在怀孕5个月后，胎宝宝的大脑发育进入高峰期。由于脂肪是构成脑组织非常重要的营养物质，因此其作用不可小视。尽管身体内的蛋白质和碳水化合物可以转化为脂肪，但仍有一部分脂肪在体内是不能合成的，需要由食物提供。

菜籽油、大豆油、猪油等油类都含有较多的脂肪，而肉类、蛋类、奶类、坚果类、豆类也含有很多的脂肪。植物油所含的不饱和脂肪酸普遍比动物油中的多。在摄入脂肪时，最好是动、植物油相搭配，会更有利于健康。孕妈妈现在每天所食用的植物油以25克左右为宜，总脂肪量控制在50～60克。

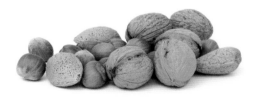

少食多餐

伴随着胎宝宝的逐渐发育成长，其通过胎盘所吸收的营养是初孕时的五六倍，因此，孕妈妈会更容易感觉到饿。这个阶段，随时补充营养就显得至关重要。少食多餐，以避免胃太空或太饱，有助于营养的吸收。

继续补充铁元素

对于贫血，孕妈妈不可掉以轻心。在这个月，孕妈妈的循环血量增加，容易出现生理性贫血。因此，继续补充含铁丰富的食物对孕妈妈来说很重要。含铁丰富的食物有动物肝脏、蛋类、瘦肉、黑木耳、黑芝麻等。

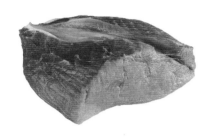

供应足够的碳水化合物

碳水化合物是获取能量的最主要来源。若缺乏碳水化合物，会导致乏力、头晕、心悸等，甚至还会导致低血糖昏迷。而这些，都会影响到胎宝宝的正常代谢。碳水化合物来源于蔗糖、谷物、坚果、水果、蔬菜等。

经验★之谈 孕妈妈不妨用地瓜、芋头、南瓜等来代替部分米、面，可以在提供能量的同时，还能供给更多的矿物质和维生素。

菜谱推荐

冬瓜鲤鱼汤

原料：冬瓜200克，鲤鱼1尾，生姜、绍酒、枸杞子、植物油、盐、胡椒粉各适量。

做法：1.将嫩冬瓜去皮、籽切成丝；鲤鱼处理干净；生姜切丝。

2.锅内烧油，投入鲤鱼，用小火煮透，下入姜丝，加入绍酒，注入适量清汤，煮至汤质发白。

3.加入冬瓜丝、枸杞子，调入盐、胡椒粉，续煮7分钟即可。

牛肉萝卜丝饼

原料：白萝卜、面粉各150克，牛肉100克，姜、葱、盐、植物油各适量。

做法：1.白萝卜洗净，切丝，用油翻炒至五成熟，备用。

2.牛肉剁碎，加白萝卜丝、调料，调成白萝卜馅儿。

3.将面粉加水和成面团，揪成面剂，擀成薄片，包入萝卜馅儿，制成夹心小饼。

4.锅置火上倒油烧热，放入小饼烙熟即可。

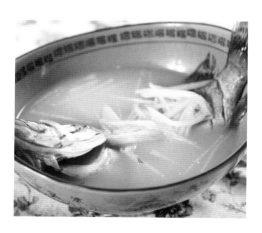

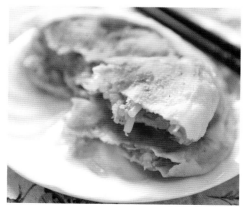

你不应该这样吃

用保温杯沏茶

茶叶中含有大量鞣酸、茶碱、芳香油和多种维生素。如果用保温杯沏茶，茶叶长时间浸泡在高温、恒温的水中，不仅会使茶叶苦涩，而且维生素会被大量破坏，有害物质增多。孕妈妈如果饮用这种茶，容易引起消化系统和神经系统的紊乱。

过于迷信鸡蛋的营养价值

鸡蛋富含营养物质，不仅有益于胎宝宝生长发育，还对提高产后母乳的质量有帮助。于是，有的孕妈妈就喜欢多吃鸡蛋，想以此来补充营养。

但是，若食用鸡蛋过多，反而会出现腹部胀闷、头晕目眩、四肢乏力等不适症状，给身体健康带来伤害。

按人体对蛋白质的消化、吸收功能，一般而言，孕妈妈每天吃1～2个鸡蛋就可以了。

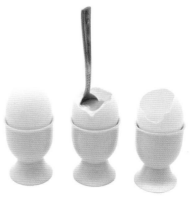

食用咸鸭蛋

味美可口的咸鸭蛋，是不少人喜欢的美食。可是对于孕妈妈来说，却不宜食用。一个咸鸭蛋含有盐10克以上，已超过了孕妈妈一天的需求量，加之孕妈妈每天还会食用含盐食物，如此便使得盐的摄入量远远超过了机体的需求量。食盐过多必然口渴，继而大量饮水，水、盐积聚于体内超过肾脏排泄能力，从而就会导致孕妈妈水肿的发生。

同理，过多食用咸菜、咸肉、咸鱼、香肠等，也会造成上述的结果。

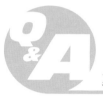

孕妈妈可以吃蛋白质粉吗？

有的孕妈妈认为蛋白质粉可以给胎宝宝提高营养，因此喜欢买蛋白质粉来吃。其实，这样的做法是不正确的。

怀孕期间，虽然营养对孕妈妈来说很重要，但还是应该从天然食物中摄取更为合适。

对于孕妈妈来说，蛋白质粉并不是理想的滋补品。过多的蛋白质，容易加重肾脏负担，会导致孕妈妈的血压升高，影响胎宝宝的正常发育，有的孕妈妈甚至还会出现蛋白尿，严重者还会发生肾损伤。

一般来说，孕妈妈只需注意日常饮食的多样化，即能满足孕妈妈自身和胎宝宝的蛋白质需求。而对于蛋白质粉的食用，一定要慎重。

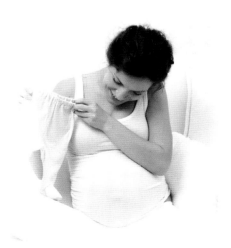

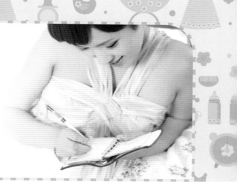

轻松胎教

《你是人间的四月天》是林徽因的经典诗作，是她为爱子梁从诫所作的诗作。这首诗发表于1934年的《学文》上。这首诗是一篇极为优秀的作品。四月，一年中的春天，也是春天中的盛季。在这样的季节里，诗人要写下心中的爱。诗人将这样的春景比做心中的"你"。

这首诗的魅力和优秀并不仅仅在于意境的优美和内容的纯净，还在于形式的纯熟和语言的华美。诗中采用重重叠叠的比喻，意象美丽而丝毫无雕饰之嫌，更见清新自然的感情流露。

经验★之谈　孕妈妈可以自己写一首诗来表达对宝宝的爱，不用讲究韵律格式等，只要把自己的心情表达出来就可以了。

你是人间的四月天
我说你是人间的四月天；
笑响点亮了四面风；
轻灵在春的光艳中交舞着变。
你是四月早天里的云烟，
黄昏吹着风的软，
星子在无意中闪，
细雨点洒在花前。
那轻，那娉婷，你是，
鲜妍百花的冠冕你戴着，
你是天真，庄严，
你是夜夜的月圆。
雪化后那片鹅黄，你像；
新鲜初放芽的绿，你是；
柔嫩喜悦，
水光浮动着你梦期待中白莲。
你是一树一树的花开，
是燕在梁间呢喃，
——你是爱，是暖，是希望，
你是人间的四月天！

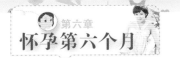
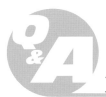

欣赏《A 大调钢琴 五重奏》

舒伯特的室内乐作品在他的作品总目录中占有重要的地位，其中弦乐四重奏《A大调钢琴五重奏》中的《鳟鱼》最为著名。《A大调钢琴五重奏》写于1819年，当时的舒伯特22岁。作者将自己两年前的歌曲《鳟鱼》的旋律安排在这首五重奏的第四乐章里面，歌曲原本就很受欢迎，用在五重奏里，也使这部室内乐更易于推广，人们在欣赏这部作品时，最喜欢听的就是"鳟鱼"乐章。

这部为钢琴与大、中、小提琴和低音提琴所做的作品共分五个乐章，以第四乐章最为著名，是"鳟鱼"的主题变奏。在原作的歌曲中，作者先以愉快的心情，生动描绘了清澈小溪中快活游动的鳟鱼的可爱形象；然后，鳟鱼被猎人捕获，作者深为不满。作者用分节歌的叙事方式，表达了对鳟鱼的命运无限同情与惋惜的心情。

工作环境很嘈杂，怎么办？

现在越来越多的孕妈妈都是上班族，有的孕妈妈工作环境比较嘈杂，比如幼儿园的老师，还比如百货公司的售货员。孕妈妈觉得这样的环境对胎宝宝不好，但又不能不工作，觉得很为难。其实只要不是噪声非常大的环境，对胎宝宝的影响远远低于孕妈妈所担心的程度。所以孕妈妈应该放松心情去面对。热爱工作对宝宝来说也是很好的胎教。

经验★之谈 有些孕妈妈在胎教时完全是为了胎教而胎教，对宝宝说话时轻言细语，而对其他人说话时却趾高气扬；给宝宝讲道理、讲故事时头头是道，但自己做的却是完全相反。这样的胎教就成为了一种形式。孕妈妈自身的行为就是一种最好的胎教，在进行胎教时，孕妈妈首先要规范自己的行为。

教胎宝宝
认识数字
7和8

孕妈妈在这周要教胎宝宝学数字7、8。教7这个数字时，可以说"7像镰刀割青草"；在教8这个数字时，可以说"8像葫芦能做瓢"。更见清新自然的感情流露。

轻松一下

有段时间，宝宝和"酸辣"这个词较上了劲儿。妈妈：听说你星期五在幼儿园主动唱了歌的？

宝宝：是的。

妈妈：你唱的是什么歌呢？

宝宝：酸辣歌。

欣赏美文
《落花生》

我们屋后有半亩隙地。母亲说："让它荒芜着怪可惜，既然你们那么爱吃花生，就辟来做花生园吧。"我们几姊弟和几个小丫头都很喜欢——买种的买种，动土的动土，灌园的灌园；过不了几个月，居然收获了！

妈妈说："今晚我们可以做一个收获节，也请你们爹爹来尝尝我们的新花生，如何？"我们都答应了。母亲把花生做成好几样的食品，还吩咐这节气要在园里的茅亭举行。

那晚上的天色不大好，可是爹爹也到来，实在很难得！爹爹说："你们爱吃花生么？"

我们都争着答应："爱！"

"谁能把花生的好处说出来？"

姊姊说："花生的气味很美。"

哥哥说："花生可以制油。"

我说："无论何等人都可以用贱价买它来吃；都喜欢吃它。这就是它的好处。"

爹爹说："花生的用处固然很多；但有一样是很可贵的。这小小的豆不像那好看的苹果、桃子、石榴，把它们的果实悬在枝上，鲜红嫩绿的颜色，令人一望而发生羡慕的心。它只把果子埋在地底，等到成熟，才容人把它挖出来。你们偶然看见一棵花生瑟缩地长在地上，不能立刻辨出它有没有果实，非得等到你接触它才能知道。"

我们都说："是的。"母亲也点点头。爹爹接下去说："所以你们要像花生，因为它是有用的，不是伟大、好看的东西。"我说："那么，人要做有用的人，不要做伟大、体面的人了。"爹爹说："这是我对于你们的希望。"

我们谈到夜阑才散，所有花生食品虽然没有了，然而父亲的话现在还印在我的心坎上。

——许地山

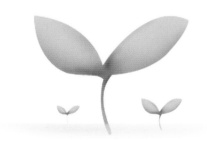

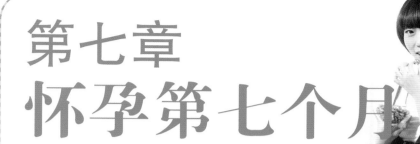

第七章
怀孕第七个月

胎宝宝达到约1000克，并且还会做梦；每天都在孕妈妈的肚子里动得很开心。马上就要进入孕晚期了，这时由于腹部迅速增大，孕妈妈会感到很容易疲劳，脚肿、腿肿、痔疮、静脉曲张等都使妈妈感到不适。

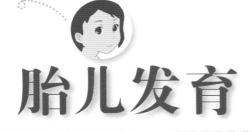

胎儿发育

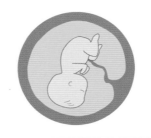

第25周我是小小"窃听者"

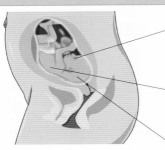

眼睛
眼球开始能够转动。

皮肤
随着体重的增加，胎宝宝的皮肤开始变得舒展，越来越接近新生儿的皮肤。

头发
我头发的颜色和质地已经能够看得见了，但是它们可能会在我出生后发生变化。

　　本周末，我的传音系统发育完成，神经系统也在不断发育，对声音、光线以及爸爸妈妈的轻拍和抚摩都能做出不同的反应。我已经有了疼痛感、刺痒感，还能分辨出妈妈和其他熟人的声音。

第26周我可以睁开双眼了

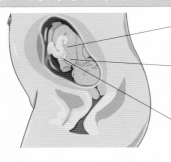

脊柱
胎儿的脊柱强壮了，但不能支撑正在生长的身体。

心脏
如果把耳朵放在孕妈妈的腹部，就能听到胎儿的心跳。当听到声音时，他/她的脉搏会加快。

体重
从现在开始，胎儿的体重会增长迅速，为出生后聚集能量和热量。

　　现在我的体重不足900克，从头到脚长约35.6厘米。从现在开始直到到出生，我会迅速积聚脂肪，体重会增长3倍以上，这是为了帮助我适应离开子宫后外界的低温，并为我提供出生后前几天的能量和热量。

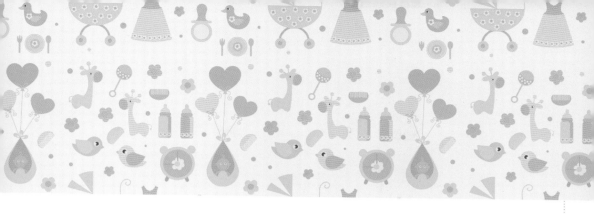

第27周呼吸，呼吸，再呼吸

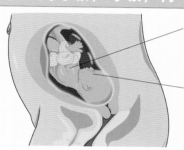

皮肤

皮下脂肪越来越多，胎宝宝越来越胖，但是皮下脂肪仍然很薄，皮肤还是有些褶皱，皮肤红红的。

眼睛

此时，胎儿的眼皮开始睁开，虹膜开始形成。

　　我的体重大约为900克，如果腿伸直身长大约36.6厘米，差不多可以填满妈妈的子宫了。我的皮肤红红的，皮下脂肪仍然很薄，皮肤还是有些皱褶不平。我已经正式开始练习呼吸动作，在羊水中小口地呼吸着，这是在为出生后第一次呼吸空气做准备呢。

第28周吸吮大拇指，做着香甜的美梦

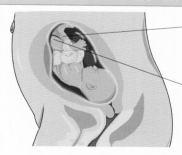

体重

胎儿正在以最快的速度生长发育。胎儿现在的主要任务是增加体重。

生殖器官

此时男孩儿的睾丸开始下降进入阴囊。女孩儿的阴唇仍很小，还不能覆盖阴蒂，在怀孕最后几周两侧的阴唇将逐渐靠拢。

　　到本周末，我的体重已经达到1000克了，从头到脚长约37.6厘米。我的脂肪层在继续积累，为出生以后的生活做准备。现在我可以自由地睁眼、闭眼，并且形成了有规律的睡眠周期，我已经开始会做梦了。我醒着的时候，会踢踢腿、伸伸腰、吸吮自己的大拇指。从现在开始，我会经常打嗝儿，通常每次持续几分钟。

孕妈妈变化

第25周 **腹部、臀** **部出现妊** **娠纹**	在此阶段，孕妈妈的眼睛对光线特别敏感，而且时常感到干涩。孕妈妈的腹部、臀部和胸部开始出现紫色的条状妊娠纹。
第26周 **坏情绪来** **捣乱**	此阶段对孕妈妈来说，安心舒服的睡眠是一种奢望，加上心绪不宁和身体不适，孕妈妈的情绪会变得越来越烦躁。这时，应该试着向丈夫或亲友诉说自己内心的感受，让自己放松下来。
第27周 **便秘更加** **严重了**	随着胎儿的生长，子宫会越来越大。由于子宫压迫肠胃，孕妈妈会出现胃部不适的症状。随着子宫肌肉的不断扩张，下腹部会经常出现像针刺一样的疼痛。同时，孕妈妈的肠道蠕动减慢，直肠周围血管受到压迫，从而引发便秘。
第28周 **各种不适** **齐上阵**	这个时候，孕妈妈不仅腹部增大，手臂、腿、脚踝等部位也容易肿胀、发麻，感到疲惫不堪。一些孕妈妈还可能会出现痔疮、静脉曲张等各种不适，觉得更加难受，不过不要过于担心，这些症状在生产后就会消失。

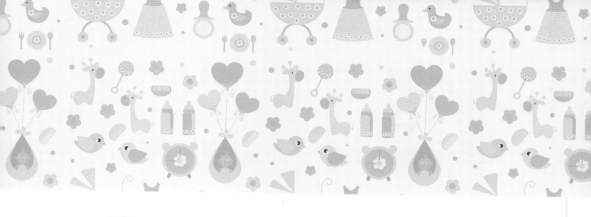

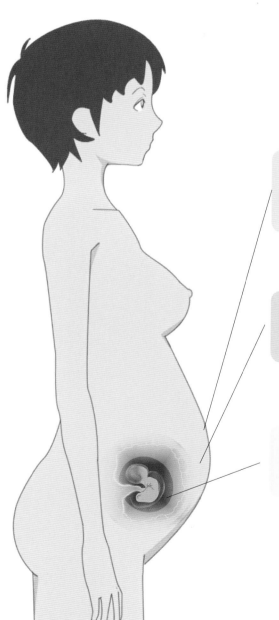

妊娠纹：肚子上、乳房上会出现一些暗红色的妊娠纹，从肚脐到下腹部的竖向条纹也越加明显。

体重：孕妈妈体重迅速增加，每周可增加500克。

子宫：宫底上升到脐上1～2横指，子宫高度为24～26厘米。

24～28周要做糖尿病筛查。

孕妈妈健康呵护

**胎动异常
的原因**

每天数胎动，是进入孕中晚期后孕妈妈的必修课。它能表达胎宝宝在子宫内的成长发育状况，胎动次数多少、快慢、强弱等，常预示着胎宝宝的安危。

◎缺氧

如果白天12小时的胎动数少于20次，或者晚上1小时的胎动数少于3次，或者胎动明显变弱，这说明胎儿可能有异常，应加以警惕。如果白天12小时胎动数少于10次，或者晚上1小时内完全无胎动，表明胎儿在子宫内很有可能缺氧，应及时去医院检查，否则胎儿有死亡的危险。在缺氧的最初阶段，胎儿会变得烦躁不安，并且拼命地挣扎，这时孕妈妈感觉到的胎动会突然变得异常频繁，这时也应该及时去医院检查。

◎孕妈妈受到剧烈的外伤

一般来说，胎儿在孕妈妈的子宫里，有羊水的保护，如果孕妈妈不慎受到轻微的撞击，不会影响到胎儿。但是一旦孕妈妈受到严重的外力撞击时，就会引起胎儿剧烈的胎动，甚至造成流产、早产等情况。所以孕妈妈要注意，少去人多的地方，以免被撞到，同时，一定要减少大运动量的活动。

◎孕妈妈发烧

如果是一般性的感冒而引起的发烧，对胎儿的影响不大。如果是感染性的疾病或是流感，对胎儿的影响就较大。当孕妈妈的体温超过38摄氏度的话，胎盘、子宫的血流量就会减少，小家伙也就变得安静许多，胎动减弱。所以，怀孕期间，孕妈妈要注意预防感冒，每天保持室内的空气流通，多喝水、多吃新鲜的蔬菜和水果。

◎脐带绕颈或打结

正常的脐带长度为50厘米，如果脐带过长就容易缠绕胎儿的颈部或身体。因为小家伙已经可以在羊水中自由地活动，所以一不小心就会被脐带缠绕。被卡住的胎儿血液无法流通，会因缺氧而胎动急促，一旦出现胎动异常活跃的情况，要立即到医院就诊。

患了妊娠糖尿病怎么办

孕期孕妈妈的饮食必须做到平衡地摄入蛋白质、脂肪和碳水化合物，以及适量的维生素、矿物质和能量。为了让血糖水平稳定，孕妈妈必须注意不能漏餐，尤其是早餐一定要吃。研究表明适当的运动会帮助孕妈妈的身体代谢葡萄糖，使血糖保持在稳定水平。

注意事项	方法
正确选择甜食	尽量避免食用添有蔗糖、砂糖、果糖、葡萄糖、冰糖、蜂蜜、麦芽糖的含糖饮料及甜食，可有效避免餐后血糖快速增加
多摄取纤维质	多摄取高纤维食物、蔬菜、新鲜水果，不要喝果汁，可延缓血糖的升高，帮助血糖的控制，也比较有饱足感，但不可无限量地吃水果
减少油脂摄入	烹调用油以植物油为主，少吃油炸、油煎、油酥食物，以及动物皮、肥肉等
注重蛋白质摄取	怀孕中期、后期每天需增加蛋白质的量分别为6克、12克，多吃蛋、牛奶、深红色肉类、鱼类及豆浆、豆腐等豆制品
少量多餐	一次进食大量食物会造成血糖快速上升，且母体空腹太久时，容易产生酮体，导致血糖失衡

你应该这样吃

B族维生素是个大家族，包括维生素B_1、维生素B_2、维生素B_3、维生素B_5、维生素B_6、维生素B_{12}、叶酸等。当某种B族维生素被单独摄入时，对其他维生素的需求也会跟着增加，各种B族维生素的作用相辅相成。只有均衡地摄入B族维生素，各种维生素的利用率才能得以最大化。

摄入充足的B族维生素，有利于缓解孕妈妈不良的心理状态。若B族维生素缺乏，则会造成消化不良、视力疲劳等症状。一些常见的蔬菜中含有全部的B族维生素成员，如卷心菜、西蓝花、芦笋、蘑菇等。

B族维生素含量丰富的食物

维生素B_1	西葫芦、西蓝花、芦笋、芹菜、豆类、鸡蛋
维生素B_2	蘑菇、卷心菜、鸡蛋、奶酪、牛奶、南瓜
维生素B_3	蘑菇、鱼、鸡肉、卷心菜、芦笋、全麦食品
维生素B_5	蘑菇、西蓝花、番茄、卷心菜、全麦食品
维生素B_6	卷心菜、辣椒、香蕉、西蓝花、芦笋、西葫芦
维生素B_{12}	羊肉、牛肉、鱼、牛奶、鸡蛋、鸡肉、小虾
叶酸	麦芽、芦笋、莴苣、鸡蛋、豆类、柑橘、坚果

经验★之谈 这段时间，若母体受到外界的过度刺激，会有早产的危险。随着肚子越来越大，孕妈妈现在几乎看不到自己的脚了，因此行走的时候一定要特别小心。

补充卵磷脂

卵磷脂能保护脑组织的健康发育，是非常重要的益智营养素。若孕期缺乏卵磷脂，就会影响胎宝宝大脑的正常发育，孕妈妈也会出现心理紧张、头昏、头痛等不适症状。

含卵磷脂多的食物有大豆、蛋黄、坚果、谷类、动物肝脏等。孕期每日补充500毫克为宜。

摄取蛋白质、碳水化合物、脂肪

这个月，胎宝宝的生长速度仍然很快，因此孕妈妈的营养一定要跟上。继续补充营养，充分摄取蛋白质、碳水化合物和脂肪。

补充钙与维生素E

胎宝宝的皮肤和生殖器的发育处在重要阶段，孕妈妈体内钙的水平较低，有可能会出现抽筋的现象。因此，孕妈妈应在保证全面营养的同时，注意补充钙和维生素E，可多吃点大豆、排骨汤、牛奶、玉米、胡萝卜等。

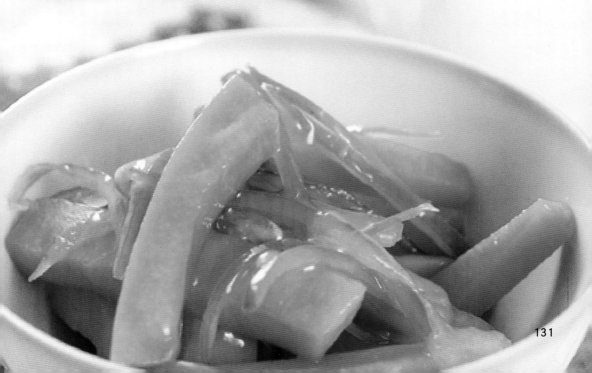

菜谱推荐

糖醋黄鱼

原料：新鲜黄鱼1条，青豆30克，胡萝卜1根，鲜笋20克，水淀粉，酱油、白糖、醋、料酒、葱各适量。

做法：1.将胡萝卜、鲜笋洗净，切成小丁，与青豆一起放入沸水中烫，葱切末，黄鱼去鳞、内脏及鳃，用清水洗净，改花刀腌制。

2.放入油锅中，炸至金黄色时捞出，加入调料，用水淀粉勾芡，把汁浇在鱼身上即成。

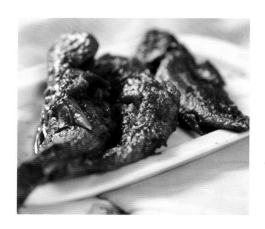

玉米蚕豆羹

原料：甜玉米粒300克，鲜蚕豆30克，菠萝40克，枸杞子10克，植物油10克，盐3克，生粉1小匙，骨头汤1碗。

做法：1.甜玉米粒蒸熟；菠萝去外皮切成与玉米粒大小一般的颗粒；鲜蚕豆剖去外皮；枸杞子用水泡发。

2.锅里放入植物油烧热，加入骨头汤煮滚，再放入甜玉米粒、枸杞、菠萝、鲜蚕豆同煮10分钟，入味后放盐，生粉用水勾芡出锅。

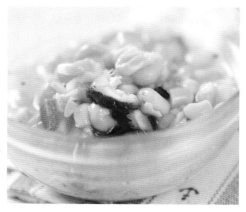

你不应该这样吃

暴饮暴食 孕妈妈都希望自己拥有健康聪明的宝宝，因而在饮食上总是很注意加强营养。但是这并不意味着吃得越多就越好。过多食物的摄入，只会导致体重的大增，营养过剩，其结果是孕妈妈出现血压偏高、胎儿过大。一方面，肥胖的孕妈妈患上妊娠高血压综合征、妊娠合并糖尿病等疾病的可能性会更大；另一方面，胎宝宝的体重越重，难产率就越高。而分娩时产程的延长，容易影响胎宝宝的心跳而发生窒息的危险。

因此，孕妈妈应该科学地安排饮食，切不可暴饮暴食。

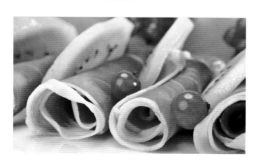

用餐不按时 由于工作原因，有的孕妈妈在怀孕前可能饮食不大有规律。

但是，在怀孕后，为了腹中的胎宝宝，孕妈妈一定要养成按时用餐的习惯。因为胎宝宝完全得依靠孕妈妈来获得热量，如果孕妈妈不按时用餐，身体就得不到营养的及时供应，会对胎宝宝的生长发育带来不良影响。

不停地嚼口香糖 在饭后，咀嚼口香糖能起到清洁口腔的作用。但若长时间反复咀嚼，却会使消化液过多分泌。特别是在空腹时，会对胃黏膜造成伤害。因此，孕妈妈不宜长时间咀嚼口香糖，每次以不超过15分钟为宜。

用搪瓷杯喝热饮

搪瓷器皿表面的瓷是由硅酸钠和金属盐组成的，其中铅的含量很多。铅可引起人体中枢神经系统的损害。此外，搪瓷还含有铬、锡、铋、锑等有毒金属。搪瓷器皿在遇到100℃的沸水时，可溶出一定量的有毒元素。

由于胎宝宝正处于发育阶段，孕妈妈若接触铅等有害物质，则极易造成畸胎。因此，孕妈妈不应使用搪瓷器皿喝热饮，以避免给母体及胎宝宝带来危害。喝水时，最好选用玻璃杯。

长期摄入高蛋白质饮食

蛋白质供应不足，会导致孕妈妈身体衰弱，胎宝宝生长迟缓。

然而，过量的高蛋白饮食容易引起食欲减退、腹胀、头晕、疲倦等不适症状，反而不利于健康。

因此，孕妈妈应平衡饮食，做到营养均衡。

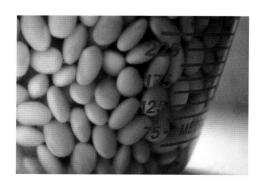

忽略食品说明书

由于孕妈妈所吃的食物对胎宝宝至关重要，因此，在选购食品时，孕妈妈应先仔细看过说明书再购买，尤其要注意看清食品的生产日期及保质期。

吃死因不明的动物性食物

吃食物不仅要讲究营养，还要注重安全性。否则，极易引起食物中毒，甚至导致流产、死胎等。

关于畸形的动物性食物

鱼类出现畸形，常常与其生活的水域受到污染有关。这种鱼体内所含的污染物非常多，孕妈妈若食用，可能导致胎宝宝畸形。不只是鱼类，其他的畸形动物性食物都不可食用。有的鸡、鸭，虽然外表畸形不明显，但宰杀后却能看到其腹腔或胸腔内长着许多白色或淡黄色的小瘤，这样的鸡、鸭也不能食用。

关于死因不明的动物性食物

不少动物的死亡，是由于疾病或中毒。若食用了这类动物，会引起感染，甚至可能丧命。

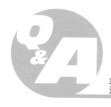

素食妈妈孕期怎么补充营养？

如果孕妈妈是一个素食主义者，那么在日常的饮食中，更应注意食物的变化与合理搭配。比如煮饭时，可混合一些玉米粒；煮菜时可加入少许的果仁、芝麻，等等。由于不吃荤，素食的孕妈妈应多吃新鲜蔬果、海藻类、豆类及坚果类食物。

但是，有的营养素在素食中是很难获取的。比如，食物中的磷脂需要在脂质的环境下才能被吸收，而许多素食里都不含有磷脂，这样就会对胎宝宝中枢神经系统的发育带来影响。牛磺酸对健康也非常重要，虽然人体自身能合成少量的牛磺酸，但还不足以满足身体的需要。那么素食孕妈妈在孕期怎么补充营养？因为素食中很少含有牛磺酸的，这样就会增加胎宝宝出生后患视网膜退化症的概率。此外，素食的孕妈妈，其产下的婴儿还可能存在抵抗力低下、大脑发育不良等状况。

因此，为了自身和胎宝宝的健康，素食的孕妈妈最好能改变饮食习惯，做到荤素搭配，以摄入各种类型的营养。

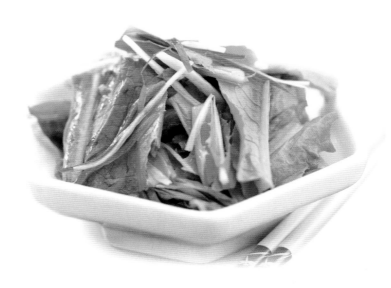

轻松胎教

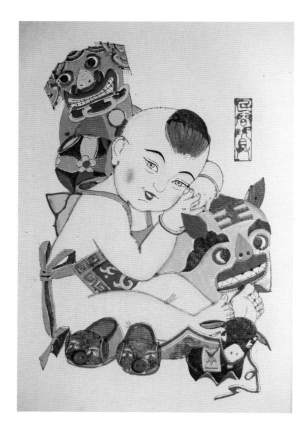

欣赏年画　　　年画是版印绘制品，而杨柳青年画是中国著名民间木版年画。与苏州桃花坞年画并称"南桃北柳"。约产生于明代崇祯年间。清雍、乾至光绪初期为鼎盛期。制作方法为"半印半画"，即先用木版雕出画面线纹，然后用墨印在纸上，套过两三次单色版后，再以彩笔填绘，勾、刻、刷、画、裱等纯手工制作。具有笔法细腻、人物秀丽、色彩明艳、内容丰富、形式多样、气氛祥和、情节幽默、题词有趣等特色。

给胎宝宝唱摇篮曲

摇篮曲顾名思义是妈妈抚慰宝宝入睡的歌曲，通常旋律轻柔甜美，伴奏的节奏则带有摇篮的动荡感。许多大作曲家如莫扎特、舒伯特、勃拉姆斯都写过摇篮曲。

舒伯特的这首《摇篮曲》是众多摇篮曲中最流行的一首，广为传唱。舒伯特的《摇篮曲》是利用稳定和弦和不稳定和弦的不断交替，来体现摇篮摆动的效果的。这是一首民歌风格的歌曲，音乐充满无限的温存和抚爱。

睡吧，睡吧，我亲爱的宝贝，

妈妈的双手轻轻摇着你。

摇篮摇你快快安睡，

夜里安静，被里多温暖。

睡吧，睡吧，我亲爱的宝贝，

妈妈的手臂永远保护你，

世上一切快快安睡。

一切温暖，全都属于你。

睡吧，睡吧，我亲爱的宝贝，

妈妈爱你，妈妈喜欢你。

一束百合，一束玫瑰，

等你醒来，妈妈都给你。

睡吧，睡吧，我亲爱的宝贝，

妈妈爱你，妈妈喜欢你。

一束百合，一束玫瑰，

等你醒来，妈妈都给你。

睡吧，睡吧，我亲爱的宝贝……

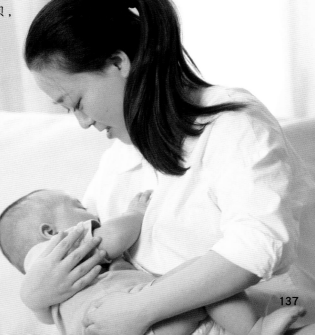

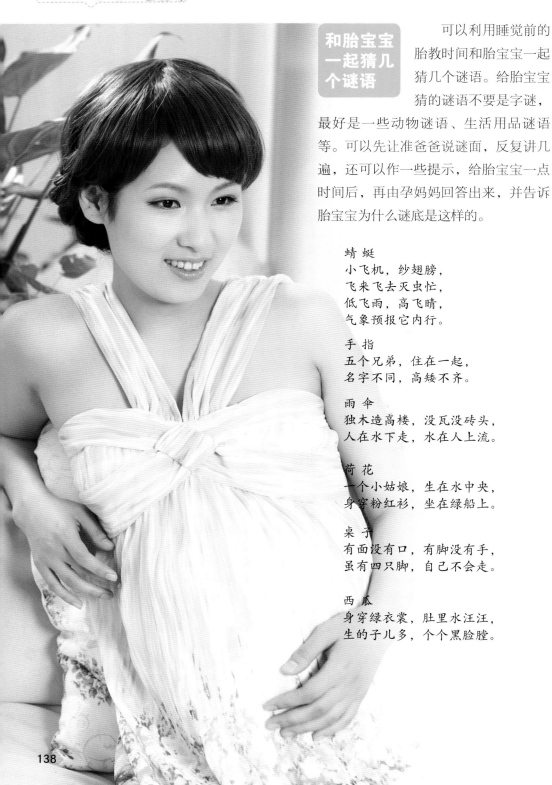

和胎宝宝一起猜几个谜语

可以利用睡觉前的胎教时间和胎宝宝一起猜几个谜语。给胎宝宝猜的谜语不要是字谜，最好是一些动物谜语、生活用品谜语等。可以先让准爸爸说谜面，反复讲几遍，还可以作一些提示，给胎宝宝一点时间后，再由孕妈妈回答出来，并告诉胎宝宝为什么谜底是这样的。

蜻 蜓
小飞机，纱翅膀，
飞来飞去灭虫忙，
低飞雨，高飞晴，
气象预报它内行。

手 指
五个兄弟，住在一起，
名字不同，高矮不齐。

雨 伞
独木造高楼，没瓦没砖头，
人在水下走，水在人上流。

荷 花
一个小姑娘，生在水中央，
身穿粉红衫，坐在绿船上。

桌 子
有面没有口，有脚没有手，
虽有四只脚，自己不会走。

西 瓜
身穿绿衣裳，肚里水汪汪，
生的子儿多，个个黑脸膛。

进行抚摩胎教

孕6月后，孕妈妈在腹部能明显地触摸到胎宝宝的头、背和肢体时，就可以增加推动散步式的抚摩胎教。

孕妈妈平躺在床上，全身放松，轻轻地来回抚摩、按压、拍打腹部，同时也可用手轻轻地推动胎宝宝，让胎宝宝在宫内"散散步、做做操"。此种练习应在医生的指导下进行，以避免因用力不当或过度而造成腹部疼痛、子宫收缩，甚至引发早产。每次5～10分钟，动作要轻柔自然，用力均匀适当，切忌粗暴。如果胎宝宝用力来回扭动身体，孕妈妈应立即停止推动，可用手轻轻抚摩腹部，胎宝宝就会慢慢地平静下来。

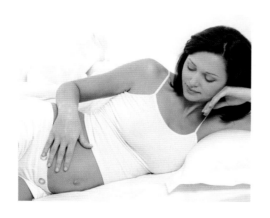

朗诵诗歌《玩具》

泰戈尔的这首《玩具》出自《新月集》，这是一首很短小的诗，却能让我们重新去审视自己，是什么让我们失去了童心？在宝宝的世界是多么的单纯，一块泥土，一根树枝都可以让他专心致志地玩耍一个早晨。当我们审视完自己，再与宝宝玩耍时就应该全身心去投入玩耍，而不仅仅是以陪同的心态去跟宝宝玩耍。当你全身心地投入玩耍，你会发现你又找回了自己无忧无虑的童年。

孩子，你多快活呀，整个早晨坐在尘土里，玩儿一根嫩绿的树枝。

我微笑着看你玩儿那一根小小的树枝，我呢？忙着算账，一个小时一个小时地把数字加起来。

也许你在看着我心想：多傻的游戏呀，把早晨的时光都糟蹋了！

孩子，我已经忘记了专心致志玩树枝与泥巴的本领了。

我寻找着昂贵的玩具，收集一块一块的金银，而你！无论找到什么都能发明出一个开心的游戏，我却把时间和精力都耗费在我永远得不到的东西上。

我在脆弱的独木舟里挣扎着越过欲望之海，却忘了自己也在玩儿一个游戏。

经验★之谈 在胎宝宝动的地方旁边，轻轻敲一下，一会儿胎宝宝就会被吸引，在这个地方动一下，和你呼应。需要注意，游戏的时间最好控制在3～5分钟，以免胎宝宝过累，打扰到正常的休息。

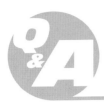

发生了妊娠水肿怎么办?

孕妈妈在孕晚期容易发生下肢水肿，经休息后可消退，这是正常的现象。如下肢明显凹陷性水肿或经休息后不消退，就应该及时进行诊治，防止妊娠高血压综合征的发生。孕晚期应尽量采取左侧卧位，解除增大的子宫对下腔静脉的压迫。避免长时间地站或坐，以免加重水肿的发生。如长时间站立，则两侧下肢轮流休息，适当限制盐的摄入，但不必限制水分。

经验★之谈　　冬瓜和萝卜都有利尿的作用，对消除水肿是有帮助的，这里给孕妈妈推荐一道可以消除妊娠水肿的食谱——鲤鱼汤。

1.把鲜鲤鱼洗净去鳞，冬瓜80克去皮、切片，萝卜切丝。

2.一起放入陶瓷罐里加水慢炖，待鲤鱼熟透后即可。

3.不宜加盐。每日一次，连吃3～5天。

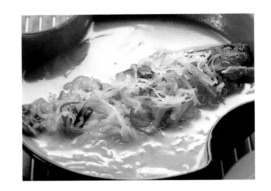

不要频繁使用胎心仪

有的孕妈妈担心胎宝宝的健康，就自行购买了多普勒胎心仪，自己频繁地听胎心，察觉到一点异常便往医院跑。这样只会徒增焦虑心情，并不利于孕期健康。

虽然胎心率每分钟120～160次为正常，但有的孕妈妈血氧储备能力好，胎心率会暂时升高然后再恢复正常，这是胎儿在神经系统发育过程中的正常反应。有的孕妈妈看到胎心率不在正常范围，便会不自觉的紧张，殊不知紧张又会引起胎儿躁动，导致胎心率上升，如此恶性循环，还会导致胎儿宫内缺氧。

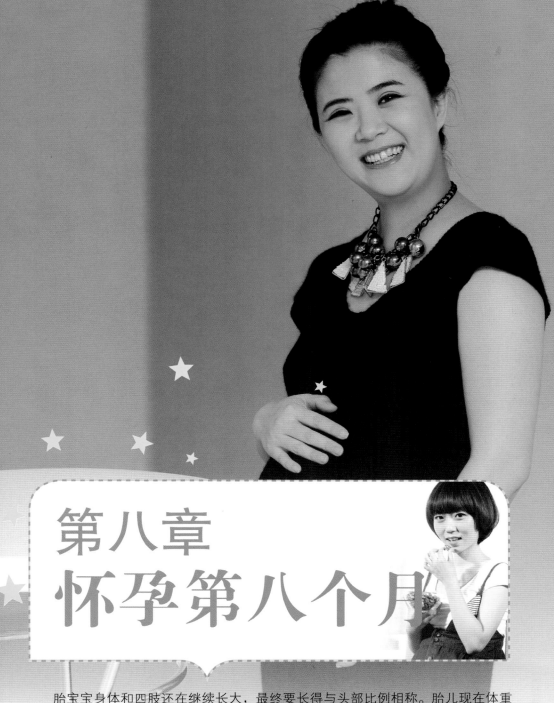

第八章
怀孕第八个月

　　胎宝宝身体和四肢还在继续长大，最终要长得与头部比例相称。胎儿现在体重为2000克左右，看上去更像个小婴儿。孕妈妈的下腹坠胀明显，并且会发现，现在胎儿动的次数比原来少了，动作也减弱了，再也不会像原来那样你的肚子里翻筋斗了。

 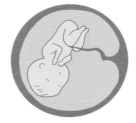 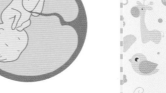

胎儿发育

第29周皮下脂肪增厚

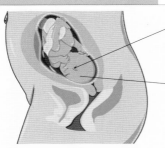

眼睛

这时期的胎儿对光线、声音、味道和气味更加敏感，能区别出日光和灯光。

皮肤

胎宝宝的皮下脂肪增厚，皮肤皱褶减少，变得滑溜溜的，也更加白净了。脂肪层继续在增厚，为出生继续努力聚集着。

　　这周我大概重1.1千克，从头到脚长约38厘米。我的肌肉和肺正在继续发育成熟，我的大脑中正在生成着数十亿神经元细胞。因为大脑的发育，我的头部也在增大，我的营养需求大大增加。所以，需要妈妈补充大量的蛋白质、维生素、叶酸、铁及钙，为我提供全面的营养支持。

第30周告别皱巴巴的外形

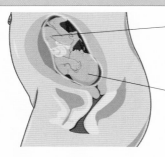

生殖器官

如果我是男宝宝，睾丸此刻正在向阴囊下降；如果是女宝宝，阴蒂已经很明显了。

大脑

胎宝宝的大脑的发育非常迅速，可能已经有了思考、感受、记忆事物的能力。

　　我现在身长约39.4厘米，重1.4千克。我被约0.85升羊水包围着，随着我不断地长大，我的"富余"空间越来越少，所以妈妈的羊水也会减少。我的皮下脂肪继续增多，我的皮肤也变得光滑、细嫩，再也不皱巴巴的了。我在这个时候的胎动会逐渐减少。

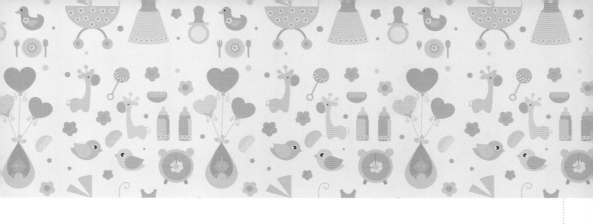

第31周 会看、会听、能记忆的小天才

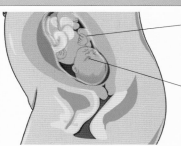

四肢

随着皮下脂肪的不断增多，胎宝宝的小胳膊小腿日渐丰满，体重也明显增加。

眼睛

胎宝宝的眼睛有时睁开，有时紧闭，眉毛和睫毛变得更加完整。

此时此刻，我身长大概有40.6厘米长，重约1.45千克，我即将经历一个发育的高峰。我能够把头从一侧转向另一侧了。

第32周 头朝下做最后的冲刺

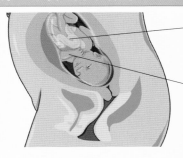

器官

胎宝宝身体的各个器官继续发育完善，呼吸系统和消化系统发育已经接近成熟。

胎动

随着胎宝宝的不断发育，现在已经占据了妈妈子宫里面很大的地方，狭窄的空间使他已经不能够再像以前那样在妈妈的肚子里施展手脚了，胎动的次数会变少，动作也有所减弱。

本周我大概重1.8千克，身长约43.2厘米。我的手指甲和脚指甲已经完全长出来了。我全身的皮下脂肪更加丰富，皮肤再也不又红又皱了，我的身体开始变得圆润，看起来更加像一个婴儿了。

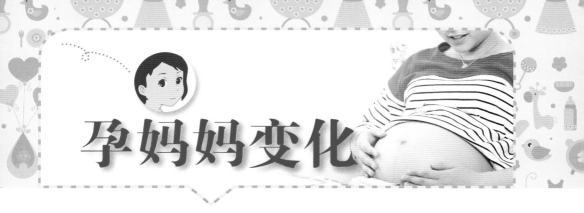

孕妈妈变化

第29周身体出现妊娠纹

在此阶段，孕妈妈的眼睛对光线特别敏感，而且时常感到干涩。孕妈妈的腹部、臀部和胸部开始出现紫色的条状妊娠纹。

第30周身子更沉了，呼吸更困难了

随着子宫的增大，它开始压迫横膈膜，因此孕妈妈会出现呼吸急促的症状。为了缓解这一症状，孕妈妈的坐立姿势要端正，这样有利于减轻子宫对横膈膜的压迫。睡觉时，最好在头部和腰部垫上靠垫。

第31周肌肉松弛出现腰痛

这个时候，支撑腰部的韧带和肌肉会松弛，因此孕妈妈会感到腰痛。孕妈妈打喷嚏或者放声大笑的时候，会出现尿失禁的现象，这是由于增大的子宫压迫膀胱而引起的，不用太过担心。

第32周体重快速增长

这个时候，孕妈妈不仅腹部增大，手臂、腿、脚踝等部位也容易肿胀、发麻，感到疲惫不堪。一些孕妈妈还可能会出现痔疮、静脉曲张等各种不适，觉得更加难受，不过不要过于担心，这些症状在生产后就会消失。

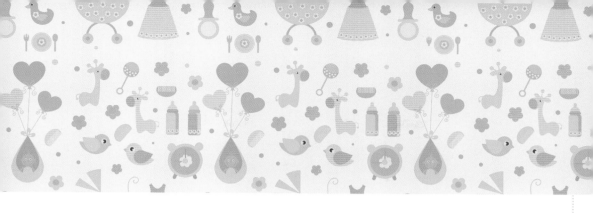

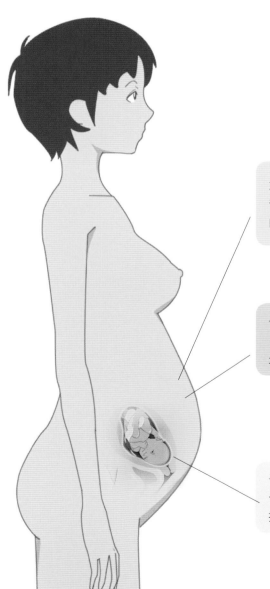

妊娠纹：乳房高高隆起，乳房、腹部及大腿的皮肤上的一条条淡红色的花纹更为增多。

体重：这个月体重增加了1 300～1 800克，孕妈妈的体重每周增加500克是正常的。

子宫：孕妈妈的腹部更显凸出，行动也越来越吃力。由于子宫将内脏向上推挤，因而时常会感到喘不上气来。

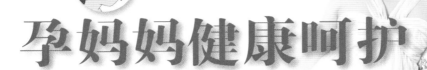

孕妈妈健康呵护

◎孕早期与孕晚期尿频的原因

子宫的前面是膀胱，后面是直肠，子宫体可随膀胱和直肠的充盈程度不同而改变位置。通常膀胱贮尿400毫升时才有尿意，约4小时排尿一次。妊娠早期，子宫体增大又未升入腹腔，在盆腔中占据大部分空间，将膀胱向上推移，刺激膀胱，引起尿频。到了孕期的第4个月，由于子宫出了骨盆腔进入腹腔中，因此症状就会慢慢地减缓，但是，进入怀孕后期，大约38周，由于胎头下降，使得子宫再次重回骨盆腔内，尿频的症状就又变得较明显，甚至有时会发生漏尿。

◎缓解尿频的方法

孕妈妈要缓解孕期尿频现象，可从日常生活和饮水量改变做起。也就是说，平时要适量补充水分，但不要过量或大量喝水。外出时，若有尿意，一定要上厕所，尽量不要憋尿，以免造成膀胱发炎或细菌感染。另外，孕妈妈要了解尿频是孕期很正常的生理现象，忍耐力自然会增强。

◎做好乳房保护

这个时期孕妈妈要加强对乳房的保养，因为这时如果乳房保养不好，将不利于哺育时乳汁分泌，所以，孕妇要采取各种方法护理好乳房。怀孕以后，乳房明显增大。这时孕妇应选用大小适宜的胸罩，将变大的乳房托起。胸罩应随妊娠月份随时更换、调整。

◎准爸爸按摩显身手

进入怀孕后期，准爸爸的作用变得特别重要。为了安抚神经敏感的妻子，准爸爸必须更加细心地关怀，还要随时按摩妻子的身体和腿部，舒缓妻子的身体，分担妻子的压力，这也是做准爸爸的责任。

◎给妻子按摩的最佳时间

一般来说睡觉前按摩的效果最佳，同时有助于孕妈妈松弛神经，改善睡眠。

◎贴心按摩的要诀

部位	方法
头部	1.双手放在头部两侧轻压一会儿，有助松弛，然后用手指轻揉整个头部 2.双手轻按前额中央位置，向两侧轻扫至太阳穴 3.轻按眼部周围 4.双手轻按两颊，再向上扫至太阳穴 5.双手放在下巴中央，然后向上扫至太阳穴 6.将示指及中指沿着耳部四周前后轻按
肩背	1.双手按压在肩上，慢慢向下滑落至手腕位置 2.双掌放在肩胛中央位置，向外及往下轻压
手部	1.用手托着手腕，另一只手的指头轻按捏手腕至腋下 2.同样托着手腕，另一手上下扫拨手腕至腋下 3.双手夹着手臂，上下按摩手腕至腋下 4.最后轻轻按揉每只手指
脚部	1.用手托着脚掌，另一手的指头轻轻按捏小腿至大腿 2.同样用手托着脚掌，另一只手上下扫拨小腿至大腿 3.双手夹着脚部，上下按摩小腿至大腿 4.最后可轻轻按揉每只脚趾

你应该这样吃

碳水化合物控制在350~450克

这个月，胎宝宝开始在肝脏和皮下储存糖原和脂肪，如果孕妈妈摄入的碳水化合物不足，就易造成蛋白质缺乏或酮症酸中毒。因此，要及时补充足够的碳水化合物，其摄入量为每日350~450克。全谷类、薯类、水果及蔬菜中均含有碳水化合物。

平衡补充各种维生素

维生素对胎宝宝的健康发育起着重要的作用，孕妈妈应适量补充各种维生素，尤其是维生素B_1，如果缺乏，易引起呕吐、倦怠、乏力等不适症状，并易造成分娩时子宫收缩，使产程延缓。

在此时，吃些西瓜是有好处的，因为其含有大量的营养素，并具有利尿去肿、降低血压的功效。对于有妊娠水肿的孕妈妈来说，吃西瓜可消除体内多余的水分，减轻体重压力。

重点补充α-亚麻酸

α-亚麻酸是组成大脑细胞和视网膜细胞的重要物质；如果摄入不足，会导致胎宝宝发育不良，孕妈妈也会感到疲劳加剧，睡眠质量下降。由于α-亚麻酸在人体内不能自动合成，因此必须从外界摄取。

孕期的最后3个月，是孕妈妈重点补充α-亚麻酸的时期。在日常生活中，用亚麻油炒菜或每天吃几个核桃，都可以补充α-亚麻酸。

多晒太阳，摄入充足的钙质

在孕晚期，由于胎宝宝的牙齿、骨骼钙化需要大量的钙，因此孕妈妈对钙的需求量明显增加。孕妈妈应多吃芝麻、海带、鸡蛋、骨头汤、虾皮汤等富含钙质的食物。一般来说，孕晚期钙的供给量为每日1200毫克。此外，还应多进行户外活动、多晒太阳。

摄入铁元素 在孕晚期，孕妈妈容易出现贫血症状。为了防止分娩时出血过多，应该尽早摄取铁元素。

在动物性食品中，颜色越深含铁量越高。富含铁质的食物有猪肝、猪血、蛋黄等。植物性食品中富含铁质的有紫菜、海带、豆类、芦笋等。

适当控制饮食 在饮食上，孕妈妈既要防止营养摄入的缺乏，又要防止胎宝宝体重增长过快、体型过大而造成分娩困难。这个阶段，应适当控制饮食，尤其是高蛋白、高脂肪的食物。可采取少食多餐的方式，每天进食5～6餐，均衡摄取各种营养。饮食宜丰富多样，多选择容易消化的食物。

经验★之谈 从怀孕29周到怀孕40周，理论上被称作"孕晚期"。在这一阶段，大多数的孕妈妈都较孕前增重5千克左右。这个时期，孕妈妈的体重每周增加500克也是正常的。此外，进入孕晚期后，胎动强度会逐渐减弱，这是由于胎宝宝长大了，而子宫没有多余的位置让其活动的缘故。

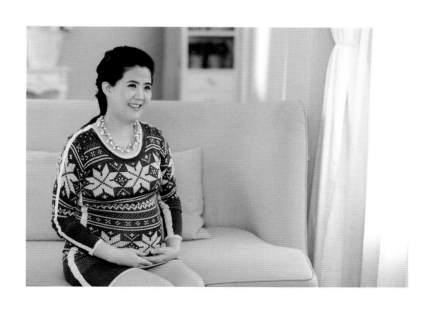

菜谱推荐

冬瓜杂锅汤

原料：冬瓜850克，叉烧肉100克，猪瘦肉120克，冬菇60克，鲜虾肉50克，鸡蛋3个，鲜鸡肝1副。

做法：1.瘦肉、鸡肝洗净切粒；鲜虾洗净去壳；冬瓜去皮，切粒；冬菇用清水浸软切粒；叉烧肉切粒；鸡蛋搅匀。

2.将水烧开，放入冬菇、冬瓜，至将熟时，加入瘦肉、叉烧肉、虾肉、鸡肝，最后淋入鸡蛋液。加入适量盐调味即可。

家常豆腐

原料：豆腐1块，猪肝150克，青椒、红椒、水发木耳、绍酒、酱油、辣椒酱、盐、味精、葱、蒜片、姜末各少许，淀粉适量。

做法：1.将猪肝、豆腐切成片，撒少许盐腌制10分钟，下油锅，煎至金黄色，倒入漏匙。

2.炒锅加油，下入猪肝煸炒至变色，添少许汤，再下入豆腐片、木耳，烧至入味，加味精，用水淀粉勾芡，淋上明油即可。

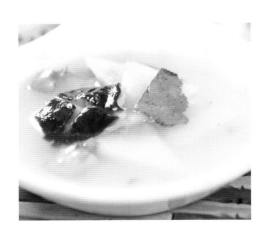

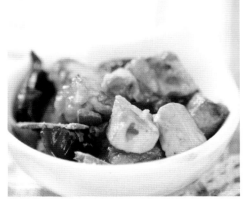

你不应该这样吃

食用糯米甜酒

在我国的一些地方有给孕妈妈吃糯米甜酒的习惯，认为其具有滋补母体、强健胎儿的作用。事实上，这是没有科学根据的。糯米甜酒也是酒，虽然其含酒精的浓度比普通酒低，但毕竟也含有一定比例的酒精。而即使是微量的酒精，也可以通过母体进入胎宝宝体内，影响细胞的分裂过程，导致胎宝宝发育不全。因此，孕妈妈不宜食用糯米甜酒。

吃坚果过量

坚果的营养价值很高，是不少孕妈妈喜欢吃的食品。但是，坚果也不能食用过多。坚果的油性较大，而在怀孕期间，孕妈妈的消化功能相对减弱，如果过量食用坚果，很容易引起消化不良。每天食用坚果不应超过50克。

喝陈果汁

在孕期，适量喝果汁对健康很有好处，但应现榨现喝。因为果皮对果肉中的很多营养素具有一定的保护作用，并能防止空气和环境中细菌的污染。而当水果被榨成汁后，营养素会很快因为氧化而失去功能，并且空气中的细菌随时都会进入果汁。另外，如果榨汁机不干净，也会对果汁产生污染。因此，喝果汁一定要现榨现喝，并注意保持榨汁机的清洁。

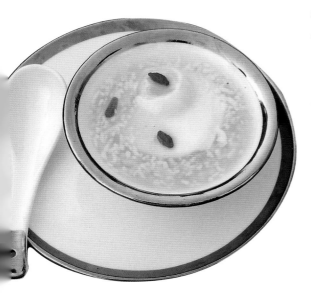

猛吃人参 有的孕妈妈认为多吃人参可以滋补身体。实际上，这种观点是错误的。

怀孕后，许多孕妈妈阴血偏虚，多吃人参很容易上火，且还会出现呕吐、水肿及高血压等症状，甚至引发流产及早产。此外，参类补品吃得过多，必然会影响正常饮食营养的摄取与吸收，使得内分泌紊乱。

临近产前，最好不要吃人参，以免引起产后出血。对于其他人参制剂，孕妈妈也应慎服。

吃生的凉拌菜 有的孕妈妈喜欢吃凉拌菜，但在孕后需注意相关的卫生问题。在吃凉拌菜时，不可生吃，应用沸水烫一下捞起，再用优质的橄榄油凉拌，这样不仅卫生，也有利于营养的吸收。

吃油条 有的孕妈妈喜欢用油条来当早餐，其实，这样做是十分有害的。因为油条中含有大量的明矾。明矾是一种含铝的无机物，而铝是一种低毒、非必需的微量元素，是引起多种脑疾病的重要因素。倘若孕妈妈长期吃油条，摄入的铝会给人体造成不可低估的危害。就胎宝宝而言，更会损害其大脑发育，增加患痴呆的风险。

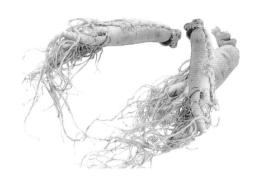

Q&A 多吃鱼能降低早产概率吗？

研究表明，经常吃鱼的孕妈妈出现早产和生出体重较轻婴儿的可能性要远低于那些平时不吃鱼或很少吃鱼者，并且，出生时的婴儿也会较一般婴儿更健康、更聪明。对孕妈妈来说，每周吃一次鱼，就能降低早产的可能性。而鱼肉之所以有这样的功效，在于它富含 $\omega-3$ 脂肪酸，这种物质可延长怀孕期、防止早产，并可有效增加婴儿出生时的体重。

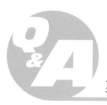 **孕妈妈可多吃番茄** 番茄具有生津止渴、健胃消食、清热解毒、补血养血及增进食欲的功效。它含有多种维生素和营养成分，尤其是番茄中所含的茄红素，对人体的健康非常有益。

番茄生食、熟食均可，而要更多地摄取茄红素，则应对其进行烹煮加工，这样可提高茄红素的吸收利用率，抗氧化效果更好。如果生吃番茄的话，应该选择在饭后，因为空腹食用容易引起胃脘不适。

孕妈妈常吃番茄，不仅能增强皮肤弹性、使脸色红润，还能减少甚至消除因激素变化而引起的面部妊娠斑。

值得注意的是，未成熟的番茄含有大量的有毒番茄碱，孕妈妈食用后，会出现恶心、呕吐、乏力等中毒症状。

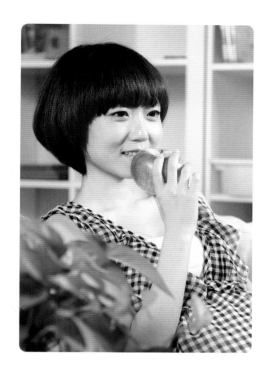

孕妈妈喝酸奶有什么讲究？

酸奶不仅保留了牛奶的全部营养，还富含大量乳酸和有益于人体健康的活性乳酸菌，是一种广受欢迎的食品。对孕妈妈来说，也不失为控制体重的好选择。但在食用时，需要注意以下几点：

不宜空腹饮用：喝酸奶的最佳时间是在饭后两小时左右，因为此时胃液的pH值会上升到3～5，这种环境较适合乳酸菌的生长，有利于酸奶营养的充分发挥。

不宜加热饮用：如果温度过高，酸奶中的有益菌就会失去活性。

不宜过多饮用：酸奶虽好，但也不能饮用过多。否则会破坏人体肠道中的菌群平衡，使消化功能下降。

不宜和药物同服：饮用酸奶前后最好不要服用药物，以免降低酸奶中的保健功效。

轻松胎教

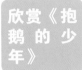

欣赏《抱鹅的少年》

《抱鹅的少年》这件作品出自希腊哈尔基顿的雕刻家波厄多斯之手，原作是青铜，留存至今的这件是复制品。波厄多斯擅长风俗题材雕塑，成为当时专门雕刻儿童形象而闻名的艺术家。波厄多斯生活在公元前3世纪，正是希腊化风俗性雕塑发展的时代，几乎触及生活的各方面，从超凡脱俗的神性，开始表达最普遍的人性。特别重视真实地塑造人物形象，注重人的内在精神表现。从这个天真活泼的幼儿抱着有生命的鹅可见雕刻家对生活和人的理解，这是一组活灵活现的儿童生活雕像。

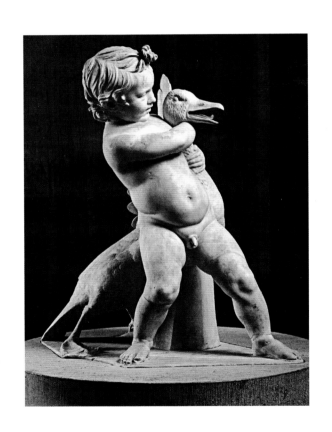

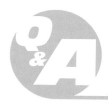 **胎梦预示着什么吗？**

有的孕妈妈在这段时间可能会睡眠不好，经常做一些记忆清晰的胎梦，这其实是你在怀孕阶段对即将承担的母亲的重任感到忧虑不安的反应，是正常的。你不要试图用胎梦去说明什么问题，你应该为了胎儿的健康保持良好心境，你可以向丈夫或亲友诉说你的内心感受，他们也许能够帮助你放松下来。

不要吃太多高甜的食物

孕妈妈在孕期不能吃太多高甜的食物。大量的糖分不但在体内会消耗钙元素，还增加了患妊娠糖尿病的危险。孕妈妈适当摄取糖类食物，增加机体所需的营养，有利于母体健康与胎儿正常发育。但是孕妈妈不宜长期采用高糖饮食，高糖饮食容易导致B族维生素缺乏症，极易出现妊娠糖尿病。

经验★之谈 这里为孕妈妈介绍一道妊娠糖尿病的食谱——山药南瓜羹。

1.大米淘洗干净，用冷水浸泡半小时，捞出沥干打成浆。

2.山药去皮洗净，切成小块；南瓜洗净，切成小丁。

3.锅内注入600毫升冷水，将大米下锅，用旺火煮沸，然后放入山药块、南瓜丁，改小火继续煮熟。

4.待熬稠时下盐调味即可。

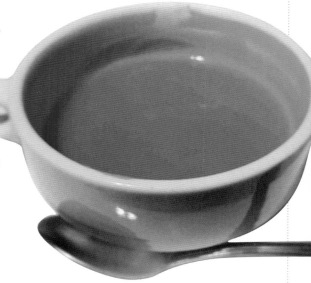

155

熟悉记录胎动的正确方法

在妊娠满28周后应每天定时数胎动。一般来说，在正餐后卧床或坐位状态下计数，每日3次，每次1小时。每天将早、中、晚各1小时的胎动次数相加，乘以4，就得出12小时的胎动次数。每次应将胎动数作记录，产前检查时请医生看看，以便医生能指导正确的记录方法或发现问题。

如果12小时胎动数大于30次，说明胎儿状况良好；如果为20～30次，应注意次日计数；如下降至20次要告诉医生，做进一步检查。如果1小时胎动次数为4次或超过4次，表示胎儿安适；如果1小时胎动次数少于3次，应再数1小时，如仍少于3次，则应立即去产科看急诊以了解胎儿情况，绝不能等，以免失去时机。

观看《子宫日记》

美国国家地理频道出品的纪录片《子宫日记》是通过最新一代4D动态立体扫描科技，为子宫开了一扇窗，首度呈现暗无天日的子宫内从未被人得知的世界。从新生命创造的第一天直到破茧而出的第三十八周，完整记录生命神奇的发展历程，见识到心脏第一次跳动、肌肉如何抽搐、胎儿何时有感觉、何时张开双眼等画面。孕妈妈可以抽时间观看一下，这样以便孕妈妈了解整个过程，影片中胎宝宝的各种表现一定也让你联想起自己的宝宝。注意观看时间不要太长。

给胎宝宝讲故事

一天，牛顿在花园里思考引力问题的时候，一个苹果从树上落下来。这时候，牛顿就想，为什么苹果总是垂直落向地面呢？为什么苹果不向外侧或向上运动，而总是向着地球中心运动呢？无疑，这是地球向下拉着它，而且这个向下的拉力必须指向地球中心，而不是指向地球的其他部分，所以苹果总是垂直下落。苹果向着地球，也可看成地球向着苹果，物体和物体之间是相互朝着对方运动的。物体之间的作用力必须正比于它们的质量。这个力，我们称之为引力。

莫奈是法国印象派的大师，他曾长期探索光色与空气的表现效果，常常在不同的时间和光线下，对同一对象做多幅的描绘，从自然的光色变幻中抒发瞬间的感觉，在1883年移居到巴黎附近吉维尼镇上，修建了莫奈花园，现在，莫奈花园已经成为法国的著名旅游区之一，世界各地的游客都想来看看莫奈笔下的《睡莲》真实的再现于眼前。

1903～1908年，莫奈以睡莲为题材，画了48幅画，莫奈本人把这些画取名为《睡莲·水景系列》。创作的最后一年，莫奈一只眼睛已经半瞎，但他没有理会这一切。

此时他正沉浸在自己的花园中。在画中，莫奈对光线的处理，进行了各种尝试。所有的睡莲都被"一条条长长的光束从上到下垂直穿过"。这里推荐孕妈妈欣赏《睡莲·晚间效果》，画这幅画时莫奈已迈入艺术的鼎盛期。在鲜黄、橘黄和朱砂色彩的烘托下，像是一团燃烧着的火。旋风般强劲的笔触增加了火焰在睡莲之间扭曲上升的感觉，呈现出一片视觉的梦幻世界。

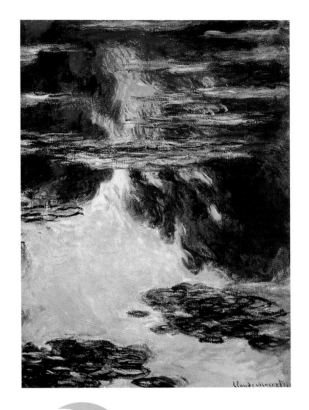

胎宝宝臀位怎么办？

"臀位"是胎位异常中最常见的一种，指胎儿臀部而非头部朝下。如果在这一周宝宝臀位，孕妈妈不必担心，胎儿还有自己转过来的可能。如果8个月以后还是臀位，医生就会让孕妇采取膝胸卧位，帮助胎儿转位。但如果进入9个月还没有转过来，臀位分娩的可能性就比较大了。即使转不过来，孕妈妈也不要担心，在医生和助产士的帮助下会顺利分娩的。如果你感觉膝胸卧位很不舒服，不必勉强去做。

做简单的孕妇操

随着孕妈妈的腹部越来越大，可以做一些简单的动作来缓解肌肉酸痛。

帮脚放松：慢慢摆动脚部，从脚踝到脚趾，然后再反过来。当你长时间站立时可以做这个动作，每只脚做30次最合适。

耸肩：反复做，做30次。

准爸爸也参与抚摩胎教

胎宝宝最喜欢准爸爸的抚摩和声音了，所以在整个抚摩胎教的过程中，准爸爸一定要参与进来。

准爸爸应经常隔着肚皮轻轻地抚摩胎宝宝，并协助孕妈妈让胎宝宝进行一些宫内运动，最好是一边抚摩一边与胎宝宝说话，同时告诉宝宝是爸爸在抚摩他。

当胎宝宝的活动过于激烈让孕妈妈感觉有些难以忍受时，准爸爸可一边隔着肚皮轻抚胎宝宝，一边温和地说："乖宝宝，爸爸和你商量个事儿，小腿踢得轻点，好吗？你妈妈感觉有些吃不消了。"

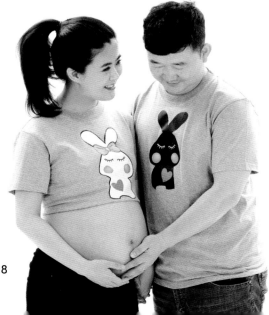

哼唱《多来咪》

这首短小而活泼的《多来咪》，是经典音乐电影《音乐之声》中的一首插曲。修女玛丽亚给七个聪明却顽皮的小孩子做家庭教师，他们喜欢唱歌却从未有人教。

玛丽亚从最最基础的音符教起："Do-Re-Mi-Fa-So-La-Ti"每个音符都有个发音相近的单词，简单易记且妙趣横生。

Doe, a deer, a female deer
Ray, a drop of golden sun
Me, a name I call myself
Far, a long, long way to run
Sew, a needle pulling thread
La, a note to follow Sew
Tea, a drink with jam and bread
Doe, a deer, a female deer
Ray, a drop of golden sun
Me, a name I call myself
Far, a long, long way to run
Sew, a needle pulling thread
La, a note to follow Sew
Tea, a drink with jam and bread
That will bring us back to DoDo-re-mi-fa-so-la-ti-do
So-do!

经验★之谈

准爸爸应帮孕妈妈监测宫高、腹围、体重，尽量抽时间陪孕妈妈去听关于怀孕的课程，通过专家的讲解，预先做好准备。

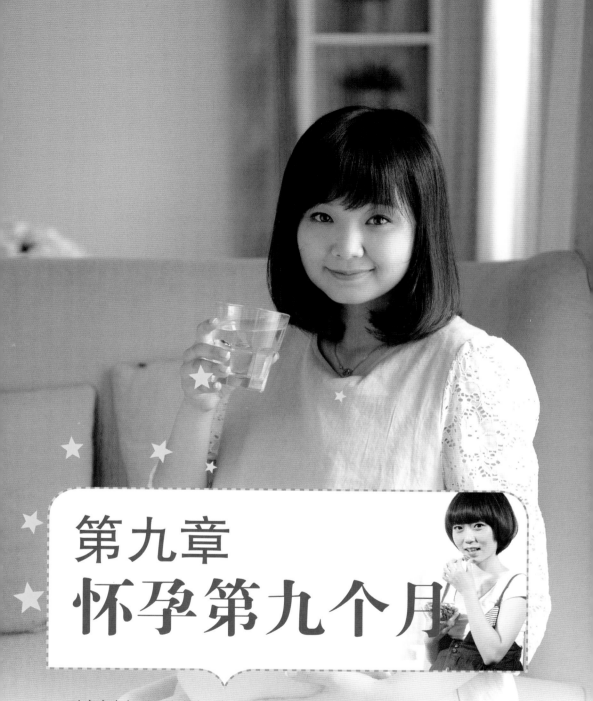

第九章
怀孕第九个月

　　胎宝宝身长51厘米左右，体重约2800克左右，脑神经细胞数目已发展到与成人数目相同，肾脏发育完全。孕妈妈的肚子已相当沉重，上下楼梯和洗澡时一定要注意安全，防止滑倒。同时做家务时也一定要注意动作轻缓，不要过猛，更不能做有危险的动作。

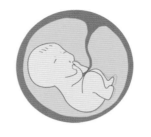
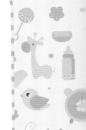

胎儿发育

第33周我的五官开始工作了

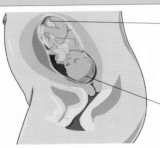

生殖器官

不论是男宝宝还是女宝宝，到了本周生殖器官都已经发育完善，可能会有个别男宝宝睾丸在出生后当天才降入阴囊，这也是正常的，妈妈不必担心。

头发

此时，胎宝宝已长出了一头胎发，即使他出生后头发稀少，也没关系，因为这与他将来头发的多少并没有关系。

本周我大约重1.8千克，身长约43.7厘米。到这个月月末，如果我是小公主，大阴唇已明显隆起，左右紧贴并且覆盖生殖器，这标志着外生殖器官发育彻底完成；如果我是小王子，我的睾丸可能已经从腹腔下降到阴囊。

第34周我在快速"发福"着

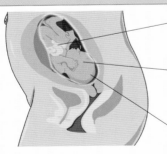

免疫系统

胎儿的免疫系统正在发育以抵御轻微的感染。

胎动

胎儿现在太大了，已经不能漂浮在羊水里了，他/她的运动较以前缓慢。

头骨

他的头骨现在还很柔软，骨头之间还留有空隙，有利于分娩的顺利进行。

现在我把主要精力都用在快速增重上，在这期间我增加的体重会比出生体重的一半还要多，我越发圆润了。现在我的头骨还很柔软，而且骨头之间还留有空隙，这种可松动结构能够让我的头在经过狭窄的产道时有伸缩性，有利于分娩的顺利进行。

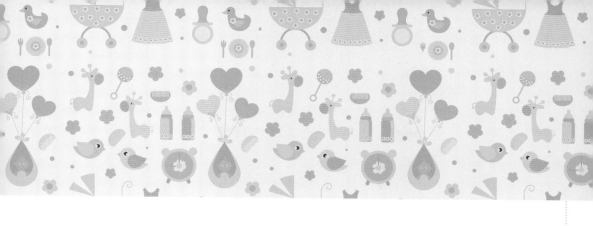

第35周 小耳朵足够敏锐了

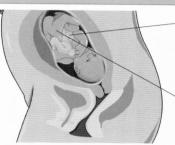

身体器官

中枢神经系统正在发育，尚未成熟。消化系统基本发育完毕，肺通常也完全发育成熟，如果胎儿在这个时间早产的话，很少会发生呼吸问题。

四肢

胎儿的胳膊和腿丰满起来，已占据了子宫的大部分空间，所以很难再四处移动。

本周我重约2.3千克，身长约45.7厘米。我越长越胖，几乎占据了妈妈子宫的绝大部分空间。我已经不能在羊水里漂浮着，也不能再翻跟斗了。此时我的两个肾脏也已经发育完全，肝脏也能够自行代谢一些废物了。

第36周 胎脂开始脱落了

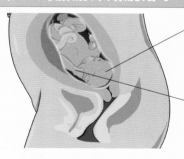

头部

在这个阶段，大多数的胎儿都已经采取头向下的姿势准备出生。

胎脂

覆盖胎宝宝全身的绒毛和在羊水中保护他皮肤的胎脂开始脱落并被他/她吞咽聚积在肠道内。

本周我的体重大概已有2.7千克重，身长47厘米左右。覆盖我全身的绒毛和在羊水中保护我皮肤的胎脂开始脱落。我现在会吞咽这些脱落的物质以及其他一些分泌物了，它们积聚在我的肠道里，直到我出生，它们将荣幸地成为我出生后尿布上的第一团粪便。

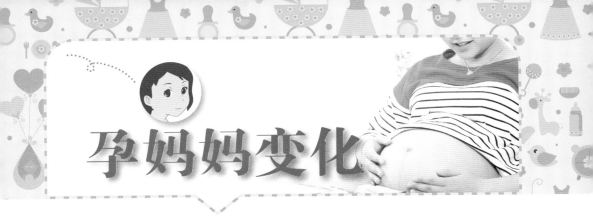

孕妈妈变化

第33周 尿频症状再度加重

这个时期，孕妈妈腹部的变化特别明显，又鼓又硬，使得肚脐都凸出来。排尿次数会增多，而且有种排尿不净的感觉。随着分娩期临近，孕妈妈的性欲明显下降，所以在怀孕晚期，应该暂时节制性生活。

第34周 水肿更厉害了

每次产检都要测量血压和化验尿液。如果注意到手上的戒指紧了，或者手脚肿胀，这是液体积留所致，但如果是紧身的衣服限制了血液流动，情况会变得更糟。

第35周 腹坠腰酸，行动更加艰难

由于胎宝宝的位置逐渐下降，孕妈妈会觉得腹坠腰酸，骨盆后部附近的肌肉和韧带变得麻木，甚至会有一种牵拉式的疼痛，行动变得更为艰难。临近分娩会使孕妈妈感到紧张，此时要正确调整心态，多和丈夫、亲人沟通，缓解自己内心的压力。

第36周 体重已达峰值

孕妈妈的体重已增长至顶峰，已经增重11~13千克。从本周开始，需要每周做一次产检，随时监测胎儿在子宫中的情况，必要时可以做一次胎心监护。

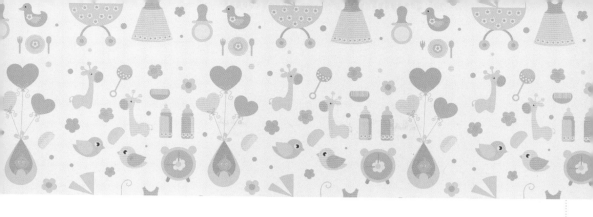

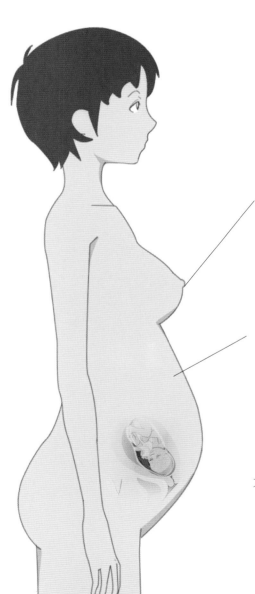

乳房：乳房有乳汁从乳头溢出。

体重：孕妈妈体重的增长已达到最高峰，已增重11～13千克。

　　30周以后要定期通过B超看胎儿大小和胎盘功能

孕妈妈健康呵护

有助于顺产的产前运动

◎会阴肌肉运动

增加会阴肌肉韧力及控制力，对分娩及复原有帮助。孕妈妈动作：仰卧，屈曲双脚及微微分开，收缩骨盘底的会阴肌肉，数4下放松，再数4下收缩。重复做10次。脚部运动能促进血液循环，预防抽筋，减轻脚肿。孕妈妈动作：仰卧，双脚用两个枕头垫高。腹肌运动矫正腰部及盘骨的姿势。

◎孕妈妈动作

仰卧，屈曲双膝，收缩腹部及臀部肌肉至腰部压着准爸爸的手，数5下放松，再数5下收缩，伸直双脚，休息一会儿。重复做5次。

入盆是怎么回事

当妊娠进入最后阶段，孕妈妈子宫中的胎儿已经在为出生做准备了。胎儿会在羊水和胎膜的包围中，以头朝下、臀朝上、全身蜷缩的姿势等待时机。在分娩之前，胎儿要使其头部通过母体的骨盆入口进入骨盆腔，从而其身体的位置得到巩固。这就是"入盆"。那么，胎儿入盆后多久才能分娩呢？一般初产妇入盆后2~3周就可能会分娩，而非初产妇胎儿入盆会晚一些，入盆后随即开始分娩。

后期异常要警惕

每个孕妈妈都希望顺利地走过十月孕期，生个健康聪明的宝宝，但是实际上常常会发生一些意外情况，给分娩造成困难，特别是孕晚期，更应该小心每一个异常细节，不要功亏一篑。

◎胎儿姿势异常

臀位是最常见的胎位异常，可分为以下几种：复合臀先露、单臀先露、单足先露和双足先露。如果确定为"臀位"，需考虑择期行剖宫产术分娩，如果B超显示是"混合臀位"，就更需要比预产期提早2周左右住院，以剖宫产结束妊娠。

◎前置胎盘

前置胎盘最主要的表现是在妊娠晚期或临产时，发生无痛性、反复阴道出血。如果处理不当，将会危及母子生命安全，需格外警惕。如果孕妈妈有人工流产、刮宫产等引起的子宫内膜损伤的病史一定要注意了。

为了预防胎盘早剥的发生，孕妈妈应注意充分休息，并保证充足的营养，同时还应坚持产前检查。如果是高危妊娠更应重视定期复查，积极防治各种并发症。尽量少去拥挤的场所，避免猛起猛蹲、长时间仰卧等。

◎羊水过多或过少

羊水是宝宝的摇篮，它能稳定子宫内的温度，保护胎儿不受伤害，并有轻度的溶菌作用。然而，羊水的量必须适度，过多、过少均会出现问题。羊水量超过2000毫升，称为羊水过多。羊水量少于300毫升，称为羊水过少。在过期妊娠或者胎儿畸形时可以发生，对胎儿影响较大，甚至发生死亡，所以要十分重视。

◎胎盘早剥

妊娠20周后或分娩期，正常位置的胎盘在胎儿娩出前，部分或全部从子宫壁剥离，叫做胎盘早剥。其主要表现为剧烈腹痛、腰酸背痛、子宫变硬，可伴少量阴道出血。剥离面出血过多时，还会出现恶心、呕吐、面色苍白、出汗、血压下降等休克征象。这是一种严重的妊娠并发症，如果不及时处理，会危及母子生命，因此要引起重视。

你应该这样吃

加大钙的摄入量　胎宝宝体内的钙一半以上都是孕妈妈在怀孕最后两个月储存的，如果此时摄入的钙不足，胎宝宝就会动用母体骨骼中的钙，容易导致孕妈妈发生软骨病。富含钙质的食物有牛奶、虾皮、核桃、南瓜子、鱼松等。

经验★之谈　孕妈妈增大的子宫容易使胃部、肺部和心脏受到压迫，因此，最好采取少食多餐的方式，不要一次进食太多。最好摄取容易消化且营养成分高的食物。孕妈妈要注意适度调整，使胎宝宝保持一个适当的出生体重，从而有利于其健康成长。

适当增加铁的摄入　现在胎宝宝的肝脏以每天5毫克的速度储存铁，直到存储量达到540毫克。若铁的摄入量不足，就会影响胎宝宝体内铁的存储，出生后易患缺铁性贫血。动物肝脏、黑木耳、芝麻等含有丰富的铁。

坚持补充维生素　维生素的补充不容忽视，其中水溶性维生素中以维生素B$_1$最为重要。在这个月，如果孕妈妈缺乏维生素B$_1$，容易出现乏力、呕吐等现象，还可能影响分娩时子宫收缩，造成产程延长，分娩困难。玉米、小米、鸡蛋、坚果等食物富含维生素B$_1$。另外，如果维生素K摄取不足，将会造成新生儿在出生时或满月前后出现颅内出血。因此，孕妈妈要多吃菜花、白菜、莴苣、番茄、瘦肉、肝脏等富含维生素K的食物。为了促进钙和铁的吸收，还应注意补充维生素A、维生素D和维生素C。

蛋白质摄入量增加到100克　蛋白质的食物来源以鸡肉、鱼肉、猪肉、虾等动物蛋白为主，可多吃一些海产品。孕妈妈应每天摄入优质蛋白质75～100克。

脂肪摄入量控制在60克

此时，胎宝宝大脑中的某些部分还没有成熟，孕妈妈需要适量补充脂肪，尤其是植物油仍是必需的。每天摄入的总脂肪量应为60克左右。

多吃一些淡水鱼

这个月，孕妈妈要适当摄入一些淡水鱼。这样可以促进乳汁的分泌，从而为即将出生的宝宝准备好充足的初乳。

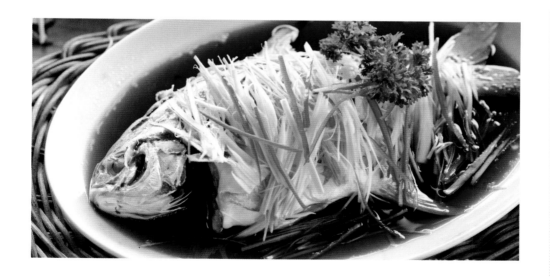

经验★之谈　由于有早产的可能，孕妈妈应避免单独外出，更不宜外出太久，以免过度疲劳。同时，还应准备好去医院要带的物品。

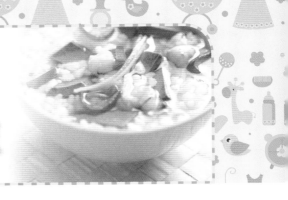

菜谱推荐

红烧大虾

原料：大虾500克，生抽2匙，白糖1匙，大蒜4瓣，水适量。

做法：1.将虾洗净后，剪去虾枪，沥干水后待用。

2.锅中放油，四成热后放入大蒜爆锅，至蒜瓣呈金黄色，倒入大虾爆炒半分钟。

3.放入生抽、白糖炒匀，倒入没及一半虾身的水，盖盖儿煮开后，再煮两分钟即可。

虾皮油菜汤

原料：油菜280克，海米20克，姜丝少许，花生油20克，白糖、鲜汤、盐各适量，味精少许。

做法：1.海米用温水泡发好；将油菜择洗干净，切成段。

2.炒匙上火，放油烧热，下姜丝炝一下，再放入油菜翻炒，下海米，放盐、白糖、鲜汤，稍煮炒后放入味精，搅匀后盛入盘内。

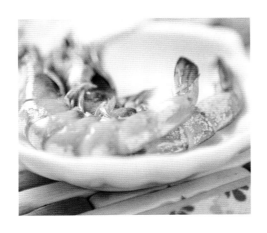
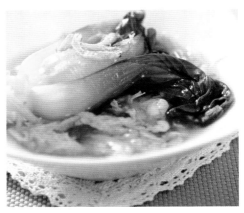

你不应该这样吃

盲目减肥　　一些孕妈妈发现自己体重超标后，便采取克制进食的方式来控制体重，殊不知，这样盲目地减肥，会导致营养的缺乏，对腹中胎宝宝的发育是非常不利的。孕妈妈应咨询医生，根据自己的实际情况来制订食谱才是最科学的。

食用黄芩炖鸡　　民间常用黄芩炖鸡治疗产后乳汁缺少及产后虚寒症，但需注意的是，孕妈妈是不适合食用黄芩炖鸡的。由于黄芩和母鸡起协同滋补的作用，会使得胎宝宝过大，造成孕妈妈难产。在孕晚期，尤其是要临产的时候，如果孕妈妈食用了黄芩炖鸡，不少人还会出现过期妊娠。另外，黄芩具有利尿作用，容易导致羊水相对减少，以致产程延长。因此，孕妈妈不宜食用黄芩炖鸡。

吃腌制的食品　　香肠、腌肉、咸鱼、咸蛋等腌制食品由于味道可口、芳香浓郁，因此受到人们的欢迎，成为餐桌上的常备菜。但由于腌制食品在制作的过程中，会加入许多盐，在体内可以转化为有害物质，不仅不利于孕妈妈的身体健康，还有可能导致胎儿畸形。

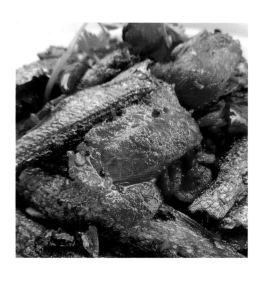

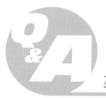
只吃精制米、面

由于食品在精制加工的过程中，其富含的微量元素、维生素等常常被损失掉，若孕妈妈偏食精米、精面，就容易导致营养缺乏症。所以，孕妈妈应多食用"完整食品"（指未经细加工过的食品，或经部分精制的食品），以保证营养的充足。

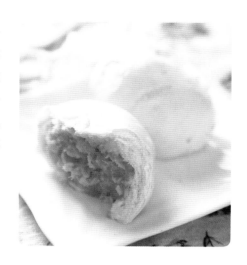

Q&A 孕妈妈不能吃兔肉吗？

一直以来都流传孕妇不能吃兔肉，认为吃了兔肉产下的孩子会有兔唇。这一说法流传范围极广，流传年代也颇为久远。西晋人张华的《博物志》中就有记载："妊娠者不可啖兔肉，又不可见兔，令儿缺唇。"

其实这是没有科学依据的，导致兔唇的原因有多种，如遗传原因、环境原因。如怀孕期间维生素的缺乏，母亲在怀孕期间感染病毒，接触X射线、激素或抗肿瘤药物、抗组胺药、烟酒刺激等，都可能造成。从医学观念讲，兔肉营养价值高、易消化、含有高达24％的全价蛋白，丰富的B族维生素复合物，以及铁、磷、钾、钠、钴、锌、铜等。

所以孕妇是可以食用兔肉的。红烧兔肉、清炒兔肉都是不错的孕妇餐。

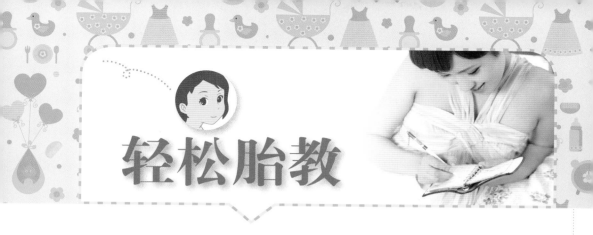

轻松胎教

推荐孕妈妈一边欣赏班德瑞的《日光海岸》，一边给胎宝宝朗诵舒婷的《致大海》。

班得瑞音乐是瑞士音乐公司Audio Video Communications AG旗下的一个新纪元音乐团体。其作品以环境音乐为主，亦有一些改编自欧美乡村音乐的乐曲。班得瑞的音乐来自瑞士的罗春湖畔和玫瑰山麓、阿尔卑斯山，音乐空灵、轻柔、纯净，流水、鸟鸣能让听者仿佛置身于大自然，能松弛身心。

舒婷，中国著名女诗人。舒婷和同代诗人顾城、梁小斌等以迥异于前人的诗风，在中国诗坛上掀起了一股"朦胧诗"大潮。《致大海》是朦胧诗潮的优秀作品。

致大海（节选）
大海的日出
引起了多少英雄由衷的赞叹
大海的夕阳
招惹多少诗人温柔的怀想
多少支在峭壁上唱出的歌儿
还由海风日夜
日夜地呢喃
多少行在沙滩上留下的足迹
多少次向天边扬起的风帆
都被海涛秘密
秘密的埋葬
有过咒骂 有过悲伤
有过赞美 有过荣光
……

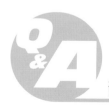

静不下心来做胎教怎么办？

有的孕妈妈到了孕晚期，经常都静不下心来做胎教。建议孕妈妈尽量选择自己喜欢的一些胎教方式来进行，比如只喜欢听音乐，那就只听音乐。如果实在不想听古曲音乐，也可以听一些舒缓的流行音乐，有许多歌手都给自己的孩子写过歌，如周华健的《亲亲我的宝贝》等。

准爸爸给胎宝宝讲故事

准爸爸可以抚摸着孕妈妈的肚子，给胎宝宝讲一个故事——《最好吃的蛋糕》。

鼠老大说："今天是妈妈的生日，我们给她买个蛋糕，让她高兴高兴。"

"好呀，好呀！"鼠老二和鼠老三齐声说。

老大、老二、老三好不容易凑齐了一小把硬币。

来到商店，鼠老大说："我们要买个最好吃的蛋糕。"

售货员数了数硬币，说："钱不够呀，不过可以卖给你们一张大饼。"好心的售货员给了他们一张挺不错的大饼。

老大、老二、老三垂头丧气地回了家。

鼠老三叹了口气说："咳……"

鼠老二也叹了口气说："咳……"

鼠老大拍拍脑袋说："我们想办法把大饼变成蛋糕！"

"怎么变？怎么变？"鼠老二、鼠老三瞪圆了小眼睛。

鼠老大拿出自己一直舍不得吃的奶糖，融化开浇在大饼上。嗨，多好呀，一股香甜香甜的奶油味儿。

鼠老二想了想，拿来一大片红肠，轻轻地放在大饼上，他不好意思地说："嘿嘿，我只咬过一点点……"

"妈妈看不出的！"鼠老大很肯定地说。

鼠老三采来一把五彩缤纷的野花，一朵朵摆在大饼上。

哎呀，好像看不出这是一张大饼啦！

三只小老鼠非常满意，越看心里越高兴。

轻轻推开妈妈的门，三只小老鼠齐声唱起来："祝你生日快乐……"

"哟，哪儿来的蛋糕呀？"鼠妈妈惊奇地说。

"我们做的！"鼠老大说。

"快尝尝吧！快尝尝吧！"鼠老二、鼠老三一起说。

妈妈轻轻地咬了一口，她一下子就明白了："喔，真好！真好！这是我吃过的最好的蛋糕！"妈妈开心地笑起来。

"是吗？"三只小老鼠也开心地笑起来。

经验★之谈 孕晚期是胎宝宝生长发育的高峰期，这个时候胎宝宝更需要多方面的营养，孕妈妈在孕晚期千万不能偏食、挑食。要注意饮食的多样化，做到粗细搭配，荤素搭配。这样才利于胎宝宝在孕晚期的快速发展。

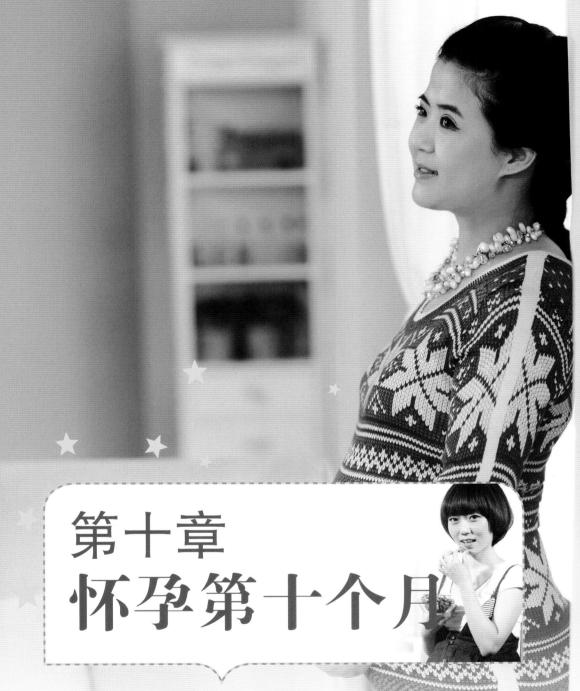

第十章
怀孕第十个月

胎儿可能已经有3200克重了，身长也得有52厘米左右，头在你的骨盆腔内摇摆，周围有骨盆的骨架保护，很安全，而且皮肤光滑。临近生产孕妈妈有些紧张、焦虑，这很正常；要学会平静对待即将到来的分娩。

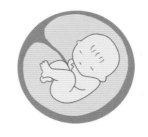

胎儿发育

第37周我足月了

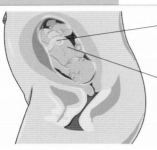

体重

胎宝宝继续生长着，体重还在不断增加，大量的皮下脂肪生成。

身体器官

现在胎儿足月了，各方面已经发育完全，也就是说，他/她随时可以出生。如三维超声扫描所示，胎儿看起来像个新生儿。

本周我已经完全入盆，到本周末，我就可以算是足月的宝宝了，这意味着我现在已经发育完全，为子宫外的生活做好了准备。我现在大概重2.7千克，从头到脚长48厘米。

第38周临近出生，加紧练习

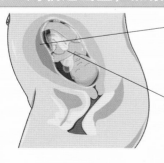

胎盘

胎儿发育成熟了，现在随时准备出生。胎盘开始老化，给胎儿提供必需品的角色正在结束使命。它转运营养物质的效率降低，开始出现血块和钙化斑。

器官

此时，胎宝宝的各个器官基本发育完善，他/她还在努力练习吸吮、呼吸等动作，为出生以后尽快适应宫外生活做准备。

本周我重约2.7~3.4千克，长49厘米左右。我已经胖起来了，昔日妈妈那宽敞的"小房子"，对于现在的我来说，是一个拥挤的小屋。所以有时我会像个小球一样蜷缩起来，头朝下，变成准备出生的姿势。

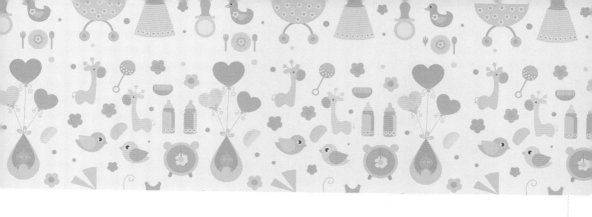

第39周这时候我安静了许多

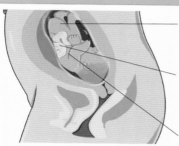

皮肤

胎宝宝准备出生的时候大部分胎毛已经褪去，外层皮肤也会脱落，取而代之的是里面的新皮肤。

肠道

胎毛连同其他分泌物吞进去，储存在肠道中。这将刺激胎儿的肠蠕动，排出称为胎粪的黑色排便。

肺部

他的肺逐渐成熟，表面活性剂分泌增多。

本周我的脂肪层还在加厚，这会帮助我在出生后控制体温。本周我可能已经有50厘米长，体重在3.2～3.4千克。

第40周我随时都会来"报到"

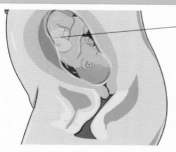

脐带

脐带长约51厘米，与胎儿从头到脚的长度差不多。

我的体重已经有3.2～3.9千克左右了，身长约50厘米，和新生宝宝基本没有什么区别了，我身体上的皱纹已消失，肉乎乎的，可爱极了。此时，我的头颅骨还没有连接在一起，在分娩时它会被挤压变形或被拉长，这样才能顺利地通过产道，这也是为什么在我出生后的一年甚至更长的时间内，都可以在我的头上摸到这些柔软的部位：囟门。

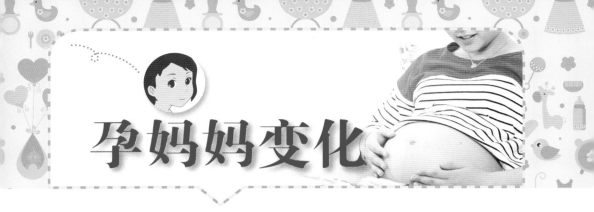

孕妈妈变化

第37周 身体更加沉重，胃口似乎好起来

宫顶位置下移，孕妈妈隆起的腹部多少有些下移了。随着宫顶位置下移，上腹憋闷的症状显著缓解。胃部的压迫减轻，食欲有所增加。但下降的子宫压迫了膀胱，会出现尿频的状况。

第38周 仍感觉不适，对分娩有焦虑

由于预产期临近，孕妈妈尤其是初产妇在喜悦、激动的同时，会对胎儿、分娩及自身的安危产生不可名状的紧张和焦虑。此时，宝宝在妈妈腹中的位置在不断下降，孕妈妈会觉得下腹坠涨。

第39周为了宝宝，我要吃好睡好

这个时候，虽然胎宝宝安静了许多，但是孕妈妈不舒服的状况并不会好转，几乎所有的孕妈妈都会感到极度紧张，这可能是对分娩的焦虑，也可能是对分娩的种种期待。但是你必须要吃好睡好，放松心情。此外，要格外注意观察是否有临产迹象。

第40周日夜守候，只为分娩那一刻

此时，孕妈妈要做好迎接宝宝出世的心理准备，要避免做向高处伸手或压迫腹部等动作，一旦出现"宫缩"、"见红"，就是临产的征兆，要迅速赶往医院待产。

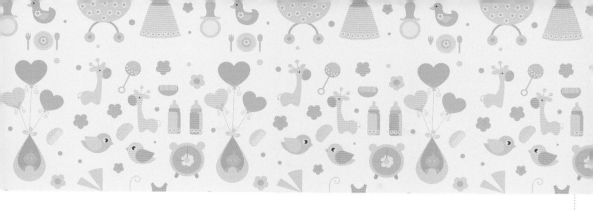

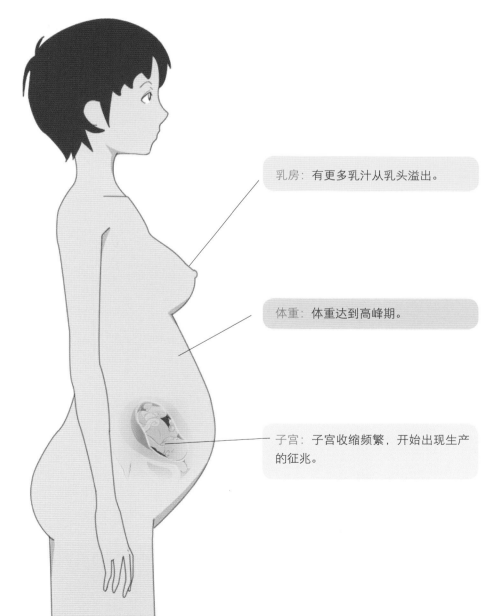

乳房：有更多乳汁从乳头溢出。

体重：体重达到高峰期。

子宫：子宫收缩频繁，开始出现生产的征兆。

孕妈妈健康呵护

◎自然分娩

优点：适合于大小适中的胎儿，在正常子宫收缩下，经过孕妇的产道，胎儿多能够顺利诞生。产后恢复快、住院时间短。产后可立即进食，仅会阴部位可能会有伤口，并发症少。

缺点：产前阵痛，阴道松弛，子宫膀胱脱垂后遗症，会阴伤害甚至感染，外阴血肿等。

◎剖宫产

优点：可避免自然分娩过程中的突发状况，阴道不易受到损伤。

缺点：出血较多。并发症较多，包括伤口感染、腹腔脏器粘连及麻醉后遗症等。产后恢复较慢，住院时间较长。需要较复杂的麻醉，有手术出血及术后发生并发症的机会，对孕妇的精神与肉体方面都会造成创伤。

◎足月能否提前剖宫产

足月可以提前剖宫产，胎儿到37周一般就成熟了，不过有个说法叫做"瓜熟蒂落"，在肚子多待肯定有好处，一般是见红之后24小时之内才会出来。

现在的医疗技术很发达，所以建议还是等有分娩迹象后再去医院安排手术，这样肯定会对分娩有好处的，前提是在羊水和胎盘都正常的情况，如果羊水量少了，或是胎盘功能老化等情况出现，那就得赶紧进行剖宫产。

◎肚子变小胎动增多是不是临产征兆

37周肚子应该不是变小的，只是慢慢向下降。因为宝宝快要出生了，宝宝的头降入到骨盘里，胎动增多是宝宝在调整位置。如果真的是胎动太异常可考虑宝宝是不是宫内缺氧，最好咨询医生按医生指示操作。这时候分泌物会相对地增多，也是为宝宝出生做准备的。

◎分娩会不会需要很长时间

一般来说，经产妇所用的时间较短，初产妇所用的时间长些。统计数据表明女性在分娩第一胎的时候平均花费大约12个小时，第二胎平均需要8.5个小时。但是这并不意味着女性在这十多个小时里要一直忍受没有间断的疼痛。

分娩究竟需要多长时间因人而异，遗传因素也会起到一定的作用。因此，不妨询问母亲、姨妈和外祖母的分娩过程，提前做好心理准备多少会有所帮助。有的产妇宫缩特别强，产程也明显地缩短，不到三小时就分娩，称为"急产"。还有的产妇，因为年龄和精神因素，对分娩充满了畏惧，还没有正式临产，生活节奏就已经被打乱，吃不好，睡不好，结果消耗了体力，到正式临产时则疲乏无力，因而产程延长了，如果产程超过24小时则称为"滞产"。

◎过了预产期没动静怎么办

妊娠达到或超过42周，称为过期妊娠。其发生率约占妊娠总数的5%～12%。过期妊娠对胎儿和母亲的危害有：胎儿窘迫、羊水量减少、分娩困难及损伤。凡妊娠确已过期者，应立即终止妊娠。终止妊娠的方法应根据宫颈是否成熟以及胎盘功能及胎儿情况而定。宫颈已成熟者可采用人工破膜，破膜时羊水多而清晰，可在严密监护下经阴道分娩，宫颈未成熟者可先静脉滴注催产素引产。如胎盘功能不良或胎儿有危险者，则不论宫颈是否成熟均应直接行剖宫产。

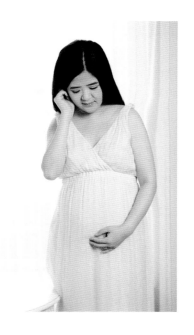

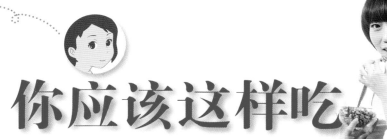

你应该这样吃

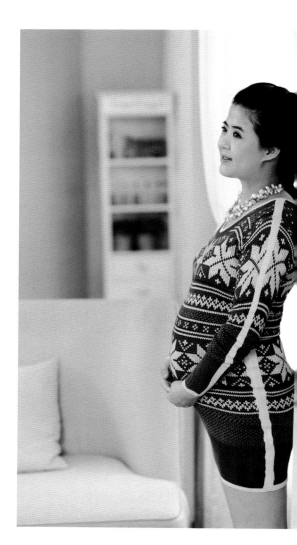

补充足够的铁

生产会造成孕妈妈血液的流失：阴道生产的出血量为350～500毫升，而剖宫产的出血量最高可达到750～1000毫升。因此，这个阶段的补铁绝不可怠慢，补充量应为每日20～30毫克。

为顺利分娩补充足够的锌

在孕期，锌能维持胎宝宝的健康发育，并帮助孕妈妈顺利分娩。

而胎宝宝对锌的需求量在孕晚期达到最高。因此，孕妈妈需要多吃一些富含锌的食物，如瘦肉、紫菜、牡蛎、鱼类、黄豆、核桃等，尤其是牡蛎，其含锌量非常丰富。

经验★之谈 据研究显示，孕妈妈自然分娩的速度与孕晚期饮食中的营养是否均衡有关，尤其是锌的含量。孕妈妈缺锌，会延长自然分娩的时间，并增加分娩的痛苦。

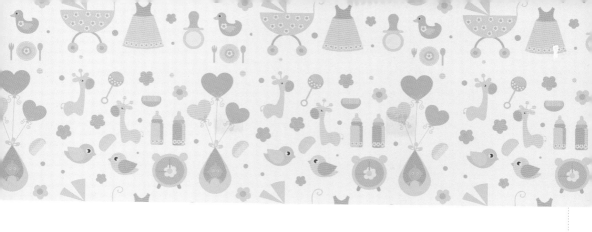

维生素B_{12}是人体三大造血原料之一。若摄入不足，会感觉身体虚弱、精神抑郁等，还可能引起贫血症。这种维生素几乎只存在于动物性食品中，如牛肉、鸡肉、鱼、牛奶、鸡蛋等。

**要注意少
食多餐**

此时胎儿已发育成熟随时都可能分娩。如孕妈妈体内积食过多，会影响分娩，导致不得不对孕妈妈进行清胃。所以在此阶段尤其要注意少食多餐。

经验★之谈　这个月，孕妈妈可能会既紧张又焦虑，应注意调节心情。同时，应适当活动，充分休息，并特别留意阴道分泌物是否正常，若发现血迹，就应该马上就医。

**在产前吃
些巧克力**

巧克力不仅香甜可口、食用方便，还享有"助产大力士"之称，对孕妈妈来说是非常好的食物。首先，它含有大量的优质碳水化合物，且能在短时间内被人体消化、吸收和利用，并产生大量的热能，供人体消耗。其次，它富含孕妈妈所需的微量元素、维生素、铁和钙等，这些物质不仅能加速产道创伤的恢复，还能促进母乳的分泌及增加母乳的营养成分。

因此，孕妈妈在产前吃些巧克力，可以为分娩增加能量。

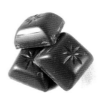

菜谱推荐

酸甜三文鱼

原料：三文鱼60克，柠檬汁15克，橄榄油10克，盐3克，胡椒粉3克。

做法：1.将柠檬汁、橄榄油混合搅拌均匀。

2.将三文鱼放入混合汁中，同时撒上盐及胡椒粉，腌制约10分钟备用。

3.用橄榄油起锅，放入三文鱼两面煎熟，然后将腌汁一起加热后淋上即可。

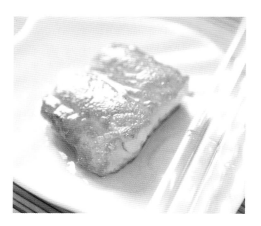

莲藕排骨汤

原料：莲藕、排骨各300克，盐1小匙。

做法：1.排骨洗干净，放入滚水中汆烫，捞出。

2.莲藕去皮，切约1厘米厚片。

3.排骨、莲藕放入锅中加入半锅冷水，中火煮开，改小火慢熬约1～1.5小时，熬煮至排骨熟烂，加入盐调匀即可盛出。

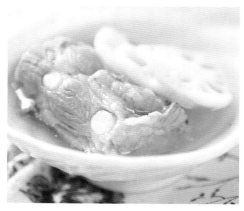

你不应该这样吃

贪吃果脯 　　果脯虽然味美可口，但其添加剂也较多。怀孕后，孕妈妈的新陈代谢会比一般人慢，因此不可能尽快地把果脯中的有害物质排出体外，为了健康着想，最好少吃或不吃。

吃大量动物肝脏 　　动物肝脏是补铁的首选，但这绝对不意味着孕妈妈应该大量食用动物肝脏。研究表明，孕妈妈若过多食用动物肝脏，可能会对胎宝宝产生致畸作用。因此，孕妈妈不宜多吃动物肝脏及其制品。最好每周吃动物肝脏不要超过两次，以每次25克左右为宜。

服用太多鱼肝油和钙剂 　　这个月，胎宝宝的生长发育已基本成熟，若孕妈妈还在服用鱼肝油和钙剂的话，应立即停止，以免加重代谢负担。除非医生建议，孕妈妈在产前不应再补充各类维生素制剂。

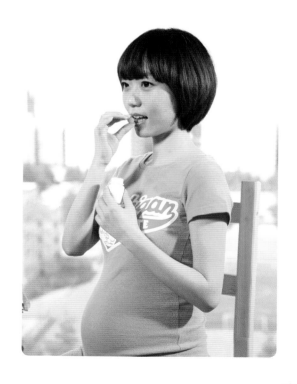

进食过快　一些孕妈妈在平日里就养成了快速进食的习惯。然而，吃得过快，使进食只是起到填饱肚子的作用，并不利于食物在体内的消化和吸收。慢慢咀嚼食物，可以使消化液的分泌增多，这样人体才能更好地吸收食物的营养。此外，对食物的咀嚼不够，也容易患上肠胃疾病。

一般来说，从开始进食至饱腹感产生至少需要15分钟。因而，过快速度的进食，往往容易导致饮食过量，且还易引起胃痛。因此，孕妈妈在吃饭时，应该细嚼慢咽，享受饮食的乐趣并从中获取更多的营养。

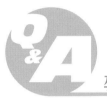

孕期各阶段营养需求有什么不同？

由于孕妈妈的生理代谢和普通人不同，因此对营养的需求会更高，而在怀孕的早、中、晚期，也会有不同的营养需要。

在孕早期，孕妈妈往往会出现恶心、呕吐等一系列现象，这个时期的饮食应讲究清淡。

在孕中期，为了保证胎宝宝的健康成长，需要高热量、高蛋白质、高糖类、高维生素，以及适中的脂肪。

到了孕晚期，胎宝宝的生长速度很快，若营养跟不上，孕妈妈很容易出现贫血、水肿、高血压等并发症。因此，这个阶段孕妈妈需要补气、补血、滋阴。

在饮食的安排上，孕妈妈应注意荤素搭配、平衡膳食，这样才能给胎宝宝提供全面的营养。

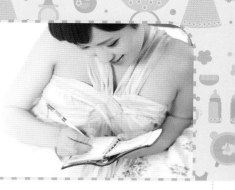

轻松胎教

欣赏《水上音乐》

《水上音乐》是著名的英籍德国作曲家亨德尔所作。它以优美的旋律、轻巧的节奏而流传于世。全部组曲演奏时间长达1小时，目前已很少演奏它的全部，现在常常被演奏的是《G大调第一圆号组曲》。孕妈妈可以在疲劳时听听这首名曲，它可以帮你消除疲劳。

音乐中碧波荡漾的泰晤士河呈现在眼前，朴实优美，又富有韵味。音乐虚实结合，意境幽远，明快的节奏和清晰的旋律线条，具有豪爽自信的气质，而中间部分则柔美抒情。在曲目的最后，又给人一种坦然自若，逍遥自在的感觉。这首巴洛克风格的乐曲特别适合孕妈妈在疲劳时听，它能使孕妈妈尽快消除疲乏，充分体验轻松柔美的音乐境界。

调节情绪

有的孕妈妈到了这一周就开始紧张了，对分娩充满了期待也充满了担心。这时孕妈妈要学会调节自己的情绪，如果觉得紧张可读一些笑话来调节情绪。

一天，有三个男人的老婆刚好被送去同一家妇产医院生宝宝。第一个男人说：我在双喜临门公司上班，生了一对双胞胎。第二个男人说：我在三三百货公司上班，我老婆生了三胞胎。第三个想："我在七星公司上班，该不会生……七个吧！"

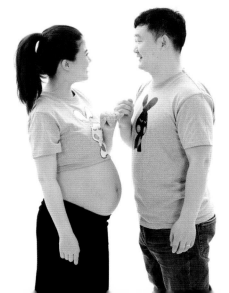

给宝宝准备衣服

现在是该给胎宝宝准备衣服的时候了，孕妈妈可以一边准备一边想象自己的宝宝穿上后是什么样子。还可以让准爸爸一同前往去挑选。挑选时可以给胎宝宝介绍他出生后要用到的一些用品，如奶瓶等。在胎给宝宝挑衣服时也可以跟胎宝宝交流，给胎宝宝讲你给他选择的是什么颜色的衣服。

经验★之谈 给宝宝买衣服要注意以下几点：

1.应选择纯棉等天然纤维织品。

2.对新生儿来说，前开衫的衣服最佳。

3.应选择浅色或素色的。

4.选择衣服时宜买大忌买小，新生宝宝长得非常快，如果买太多小的，第二个月就会穿不下了。

5.最好是连体衣，也叫哈衣。夏季出生的宝宝长点的和尚服或睡衣就可以了。

6.衣服最好不影响尿布的使用，裤裆处或是前裆处带有金属衣扣的比较方便。

7.不宜购买带有花边的衣服，不要有扣子，最好是系带的。

教胎宝宝认识"心"字

教胎宝宝识字是一种行之有效的胎教方法。这种方法可以使孕妈妈集中注意力，使其通过感官的刺激、专注、认真地观察、讲解和学习，对胎宝宝起到潜移默化的影响。首先，制作一些卡片，把需要认识的字制成颜色鲜艳的卡片，卡片上的字要采用鲜艳的颜色。教胎宝宝认字时，孕妈妈应全神贯注，两眼平视卡片上的文字，一边念，一边用手沿着字的轮廓反复描画。并告诉胎宝宝这个的字的意思是什么。比如这个"心"字，孕妈妈可以给胎宝宝讲，心本来是指人的一种器官——心脏。习惯上指思想的器官和思想情况、感情等。妈妈就是用"心"来爱你的。

教胎宝宝认识"心"形

这周我们教胎宝宝认识心形，利用鲜艳的颜色在纸上画一个大大的心形，然后在脑中描绘心形是什么样子的，如果家中有心形的抱枕或心形的糖果盒可以拿给宝宝看。孕妈妈还可以给胎宝宝讲解一下心形代表爱。

折鸵鸟

将顶角折向底角，然后展开在中间留下折痕。

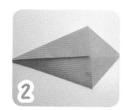

将顶角和底角的折痕折叠。

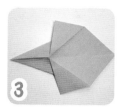

将上下两个角如图所示折叠。

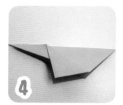

如图所示，将上半部分向后翻折。

将左边的角向上折。

将右边的角向内下折。

将折纸逆时针旋转。

将头的部分向前折叠。

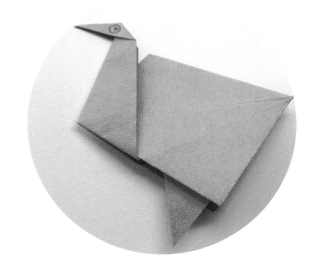

不要选择比较小的房间作为婴儿房

多数家庭喜欢选择比较小的房间做婴儿房，或选择窗户朝北的房间做婴儿房，这都是不好的。小房间不易保持良好的空气，朝北的房间很少能见到太阳。应该把宝宝安排在阳光充足的房间，白天不要挂遮光的窗帘。

有的家庭使用塑料拼图铺在婴儿房中，使用前一定要彻底清洗、通风至无味后再使用。

用纸尿裤还需要准备尿布吗？

虽然有纸尿裤，但也要准备纯棉的尿布20～30块，要柔软且吸水性强的。可以用浅色的旧棉布床单、被里、棉线衫等制作尿布，但一定要清洁卫生。如果宝宝是夏天出生的，白天可以适当地用一些布尿布，所以还是需要准备一些，有备无患。布尿布最好是差不多大的长方形，这样比较规整，看着舒服用起来也比较顺手。不要弄得不规则，用的时候只好胡乱塞起，宝宝也会不舒服的。

经验★之谈 孕晚期需要大量的蛋白质，虾仁的蛋白质含量是鱼、蛋、奶的几倍；粉丝的营养成分主要是碳水化合物、膳食纤维、蛋白质。这里给孕妈妈推荐一道补充蛋白质的食谱——虾仁粉丝。

1.虾剥皮去洗干净，粉丝用开水烫过。

2.放入蒜末、豆豉、植物油、酱油、酒等，搅拌均匀。

3.放入锅中隔水蒸15分钟。

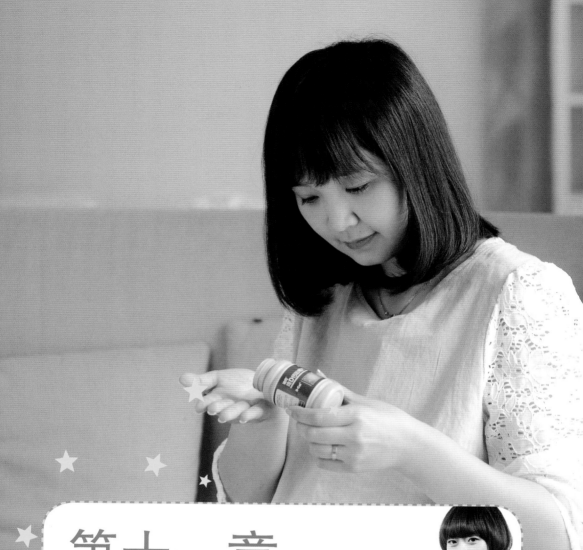

第十一章
孕期不适症状
饮食调养

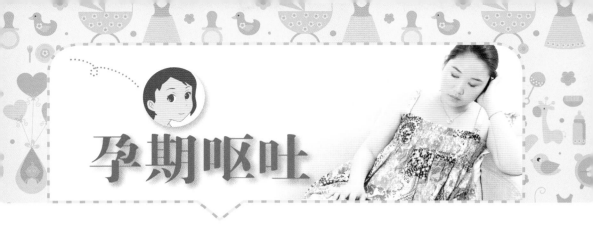

孕期呕吐

什么是孕期呕吐

孕期呕吐是发生在孕妈妈身上比较常见的一种生理性反应。一般在停经后40天出现，当孕早期结束时，也就是在孕12周之后逐渐减轻或者消失。

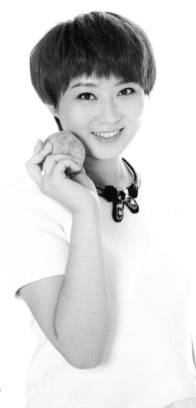

孕期呕吐的原因

孕期呕吐的现象，是由于怀孕期的生理改变使孕妈妈体内绒毛膜促进性腺激素增多，胃酸分泌减少及胃排空时间延长，从而导致头晕、乏力、食欲减退、恶心、呕吐等一系列反应。有的孕妈妈在怀孕后，由于精神紧张或者受到心理暗示的影响，使得呕吐更为严重。

孕期呕吐的影响

对于多数的孕妈妈来说，呕吐的症状并不严重，每天基本能正常用餐，因而对孕妈妈和胎宝宝的影响不会很大。

但是，有些孕妈妈会出现持续性呕吐，甚至连喝水也吐，闻到食物的味道就恶心，以至于不能正常喝水、进食。这种情况，需尽快去医院就诊。否者，孕妈妈的身体会快速消瘦，变得虚弱，严重影响母子的健康。

牛奶: 不仅营养丰富,还可有效缓解孕吐。若不爱喝牛奶,可以喝酸奶。

姜: 将鲜姜片含于口中,或者在饮水或牛奶时,加入鲜姜汁,都可以减轻恶心感。

苹果: 甜酸爽口,可为人体补充水分、维生素和必需的矿物质,还能增进食欲、促进消化,有缓解孕吐的功效。

柠檬: 可榨汁饮用。在感觉恶心的时候吮吸一片新鲜柠檬,也有止吐的效果。

甘蔗: 甘蔗汁具有止呕的效果,与生姜汁同用止呕效果更好。

食疗推荐

西瓜柠檬汁: 西瓜切小块、榨汁,再加入适量柠檬汁和蜂蜜调匀即可。

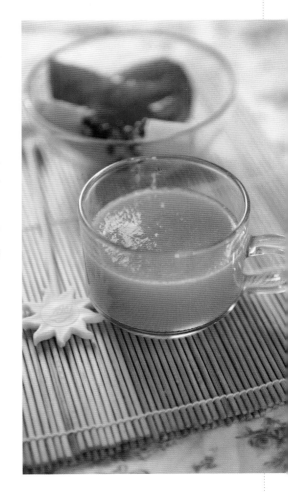

生姜甘蔗汁: 甘蔗去皮切段,放入榨汁机内榨出甘蔗汁1杯;生姜去皮,榨汁。取300毫升甘蔗汁和10毫升姜汁混合均匀,稍微加热后即可服用。

绿豆汤: 取绿豆50克,煎汤,感到不舒服时就喝一点儿。

护理常识

1.避免空腹，少食多餐。且避免吃过于油腻、味道过重的食物，以减少恶心的症状。

2.凉的食物比较容易接受，只要不是油腻的食物，都可以放凉后食用。

3.由于恶心呕吐多在清晨空腹时较重，此时可吃些体积小、含水分少的食物，如几粒花生米、几片苏打饼干等。

4.尽量避免异味的刺激。在呕吐后应立即清除呕吐物，并用温盐水漱口。

5.保持大便的通畅，因为便秘会加重孕吐。

6.可在手帕上滴几滴柠檬汁，当感觉恶心时可应急使用。

7.用新鲜生姜片涂抹嘴唇，可起到减轻恶心感的作用。

8.调节好室温，避免过热或大量出汗，也有利于避免恶心。

9.穿着应尽量舒适。腰部太紧的衣服会加剧呕吐。

10.适当地进行锻炼，有助于缓解孕吐。

11.保持情绪的稳定和精神的放松，可减轻孕期呕吐，对健康大有裨益。

经验★之谈 孕妈妈每天喝一杯新鲜牛奶，不仅能补充身体所需营养，还能有效缓解孕吐。另外，在日常的饮食中，孕妈妈不必过于介意营养问题，可根据自己的口味对食物进行选择。

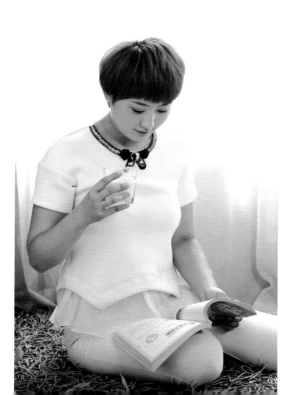

食欲缺乏

什么是食欲缺乏

食欲缺乏是指进食的欲望降低，缺乏胃口。在怀孕期间，许多孕妈妈都会出现食欲缺乏的现象，甚至体重不增反减。

食欲缺乏的原因

怀孕后，受体内激素影响，身体代谢改变，孕妈妈经常会出现恶心、呕吐、便秘等身体不适，与此同时，运动量的减少，情绪的起伏不定，这些诸多因素，就导致了食欲缺乏的发生。若再加上炎热的天气、工作或生活的压力等影响，则会使食欲缺乏的问题变得更为严重。

食欲缺乏的影响

有的孕妈妈，由于进食过少，甚至出现了体重不增反减的状况。虽说食欲缺乏是孕早期常见的反应，但孕妈妈若不注意调理，长此以往，则会影响到胎宝宝的健康成长。

温馨★提示 在夏季，可多用醋和番茄酱等调味料，这样有助于刺激味觉、增进食欲，如茄汁鱼块、糖醋黄瓜等菜肴，都是不错的选择。

有助于缓解食欲缺乏的食物

陈皮：具有理气健胃、燥湿化痰的作用。其散发的清香气味，对食欲缺乏的孕妈妈别有一番吸引力。

金橘：果味酸甜可口，可防风祛寒、生津止渴、开胃健脾。

橘子：富含维生素C和柠檬酸，具有增进食欲、开胃的功效。

凉拌菜：如凉拌黄瓜、凉拌苦瓜、凉拌洋葱等，皆有开胃的功效。

食疗推荐

拌黄瓜：将200克黄瓜用开水烫一下，取出，切成片。把黄瓜片装入碗中，浇上适量的香油、酱油、白糖，拌匀即可。

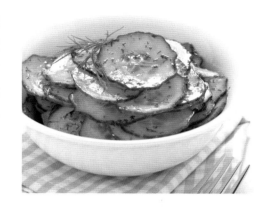

橘柠檬汁：取金橘8颗，柠檬1/2个。将金橘、柠檬榨汁后，混合，冲入适量热开水或凉开水搅匀，可根据个人口味加入蜂蜜调味。

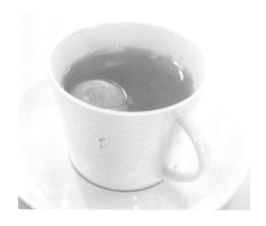

护理常识

1.吃清淡少油的食物，因为油腻的食物会使肠胃蠕动减慢，影响食欲。

2.可选择自己喜欢的食物，以帮助自己增进食欲。

3.烹饪多变化，且注意食物摆盘的美观化。

4.可尝试水果入菜，用柠檬、番茄等作为材料来烹饪食物，或添加少量醋来调味。

5.少食多餐，尽量避免空腹，且不要强迫自己一次吃太多。

6.吃饭时保持愉快的心情，并注意饭后多休息。

7.坚持适量的活动，可促进食欲。

温馨★提示 水果、凉拌菜虽有增进食欲的功效，但孕妈妈也不宜过多食用。同时，千万不要空腹饮用金橘柠檬汁，特别是冰镇后的。

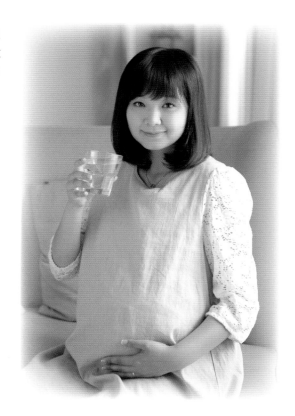

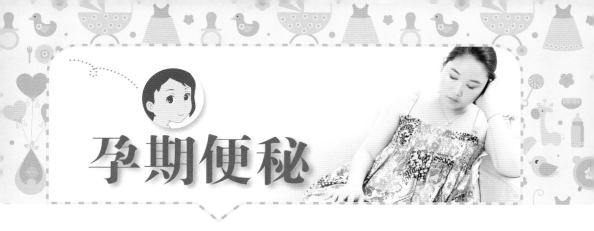

孕期便秘

什么是孕期便秘

一般来说，每2~3天或更长时间才排便一次，且排便不顺畅，所需时间较长，即为便秘。但有些孕妈妈即使只有1天不排便，也会觉得很难受，这也是便秘。

孕期便秘的原因

受孕后，体内的孕激素增多，孕激素具有抑制肠蠕动的作用，故而肠蠕动减弱。加之逐渐增大的子宫会压迫直肠，使腹壁的肌肉变得柔软，腹压减小。再加上怀孕后，由于几乎所有的孕妈妈的运动量都会减少，这是导致便秘的最常见原因。此外，有少数的孕妈妈到了孕晚期后，总担心排便时胎儿会掉出来，排便时不敢用力。如此种种，孕期便秘就产生了。

孕期便秘的影响

便秘会使体内毒素堆积，危害身体健康，长时间的便秘还易患上痔疮，出现发痒、出血等症状。便秘也会让孕妈妈的食欲下降，造成营养素摄入不足，给胎宝宝的成长造成不良影响。另外孕晚期便秘还会愈加严重，甚至可导致肠梗阻，并发早产。

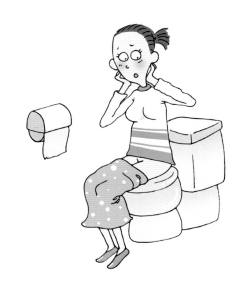

玉米：膳食纤维含量很高，能刺激胃肠蠕动，且具有利尿、降压、细致皮肤等功效。

地瓜：能促进消化液分泌和胃肠蠕动，且富含利于胎宝宝发育的多种营养成分。

圆白菜：具有抗氧化、防衰老的功效，可促进消化，提高人体免疫力。

黄豆：能通肠利便，利于改善便秘状况，同时也有利于胎宝宝的发育。

食疗推荐

核桃粥：取核桃3~4个，燕麦100克。先将燕麦煮粥，八成熟时，放入核桃仁煮至粥熟。服用时放入冰糖或蜂蜜，也可根据个人口味再加入葡萄干等。

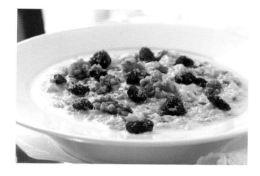

牛奶香蕉木瓜汁：将香蕉、木瓜、牛奶放在一起，然后榨成汁，每晚睡前喝1杯。如果便秘较严重，可把剩下的纤维也一起吃下去，坚持喝3天就会有不错的效果。

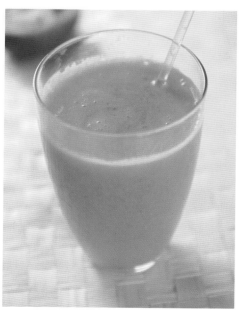

护理常识

　　1.多吃谷物、水果、蔬菜等富含膳食纤维的食物，少吃辣椒、芥末、咖喱等辛辣刺激的食品。

　　2.每天早晨空腹饮一杯温开水，可刺激肠道蠕动，有助于排便。每天多喝水。

　　3.避免久坐、久站，每天适当进行一些轻量的活动。

　　4.可在晨起或早餐后，不管是否有便意，都应按时去厕所，久而久之就会养成按时排便的习惯。排便时不要看书、看报。

　　5.减少精神压力，放松的心态有助于排便的顺畅。

经验★之谈　　由于孕妈妈是禁用泻药的，因此要及早预防便秘，更不能擅自使用药物。若是超过5天不排便，就应去医院检查。

孕期胃胀气

什么是孕期胃胀气

　　孕期胃胀气的表现是：吃完食物后就不停地打嗝儿，严重时还想呕吐，且不论吃什么都会胀气，待身体稍微舒服点时，却又感觉饿了。

孕期胃胀气的原因

　　怀孕前期的胃胀气，是由于孕期体内激素的改变引起的。而在怀孕中后期，扩大的子宫会压迫到肠道，使得肠道不易蠕动，从而造成里面的食物残留在体内发酵，也易形成体内气体增多。

孕期胃胀气的影响

　　胃胀气的不适，会让孕妈妈食欲下降，无法摄取足够的营养。但胃胀气是孕期的常见现象，对胎宝宝也并无大碍，因此不必过于担心。但若除了感觉胃胀气之外，还感觉腹痛或腹部痉挛，或剧烈的腹泻、便秘及便血等，就得立即就医。

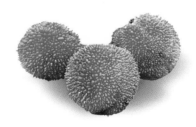

有助于缓解孕期胃胀气的食物

　　萝卜：具有增强食欲、促进消化，加快胃肠蠕动的作用。

　　金橘：能理气、除胀、化痰，可用金橘泡茶或煎汤喝。

　　杨梅：可生津止渴、和胃消食。

　　佛手：有疏肝理气、化痰止咳的功效。可用鲜佛手或干品，开水冲泡。

食疗推荐

糖拌萝卜丝：将白萝卜洗净后，切丝，撒上适量白糖、葱段、姜丝拌匀，再淋上香油、酱油、醋拌匀即可。

大丰收：白萝卜、莴笋各1根去皮。黄瓜两根切条，番茄1个切成片，生菜1根撕成大片，将这些蔬菜放在一个大盘子里。在甜面酱中加入适量白糖、香油，拌匀，用盘子里的蔬菜蘸甜面酱食用即可。

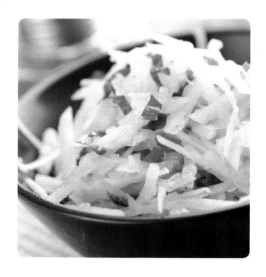
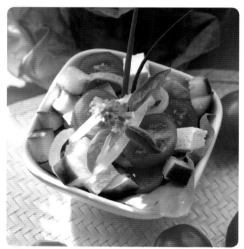

护理常识

1.应采取少食多餐的方式，吃饭时要细嚼慢咽。

2.多吃蔬菜、水果，选择容易消化的食物，少吃淀粉类、面食类、豆类这些易产胀气且易使肠胃不适的食物。

3.多喝温开水，同时避免喝碳酸饮料、刺激性的饮料。

4.可在饭后1小时进行按摩，以促进肠胃蠕动。按摩方式为：坐在有扶手的椅子或沙发中，成45度半卧姿，从右上腹部开始，顺时针方向移动至左上腹部，再向左下腹部按摩，注意不能按摩中间子宫所在的部位。

5.可在饭后半小时至1个小时后，到户外散步20～30分钟。

孕期贫血

什么是孕期贫血

孕期贫血是孕期常见的营养缺乏病之一。如果孕妈妈脸色发黄、指甲苍白脆弱，并常常感到头晕、耳鸣、疲惫、乏力、失眠、怕冷，或由蹲姿站立时感到眩晕、眼前发黑，就可能已患贫血了。孕期血红蛋白低于100克/升，可诊断为贫血。

孕期贫血的原因

通常来说，引起贫血的原因主要是缺乏叶酸或缺铁。到了孕晚期，孕妈妈体内的血容量大约会增加1200毫升，血液被稀释，红细胞数与血色素相对减少，而胎盘与胎宝宝的发育都需要增加血液量，使铁的供给量要达到孕前的两倍，因此孕妈妈容易发生缺铁性贫血。

孕期贫血的影响

孕妈妈贫血不仅影响母体健康，而且会使胎宝宝发育迟缓，严重时还会发生胎盘缺氧，甚至引起早产或死胎。另外，贫血带给孕妈妈的还有分娩时体力上的负担。因为贫血的产妇从出现阵痛到分娩可能会拖很长时间，若由于贫血而导致分娩时体力不支，容易出现产程受阻，而需要做剖宫产，同时也会增加胎宝宝患并发症的概率。

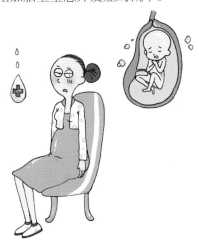

有助于缓解孕期贫血的食物

动物内脏：猪肝、牛肝、羊肝、鸡肝等动物内脏中的铁含量高于动物的肉。

动物血液：动物血液中含有丰富的血红素铁，易被人体消化吸收。如猪血、鸡血、鸭血等。

蔬菜、水果：不但能补铁，所含的维生素C还有利于促进铁的吸收。如胡萝卜、柠檬、橘子、樱桃、红枣等。

豆制品：含铁量较多，肠道的吸收率也较高。

木耳：含有较丰富的铁元素，不但能防治缺铁性贫血，还能强身健体。

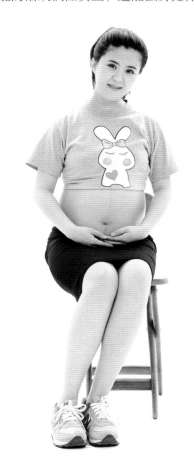

护理常识

1.主食可多吃面食，面食较大米含铁多，也易于人体吸收。

2.做菜时不要温度过高，也不要烹调时间过久，以防止叶酸流失。

3.做菜时尽量使用铁锅、铁铲，它们在烹制食物时会产生一些小碎铁屑，溶解在食物中形成可溶性铁盐，易于肠道吸收。

4.补铁的同时不宜服用含钙高的食品或药品。

5.按时去医院做产前体检，至少应在妊娠中期和晚期检查两次血色素，以便了解身体状况，采取相应的措施。

6.若孕妈妈已患有较为严重的贫血，就需要在医生的指导下根据贫血的程度来补充铁元素。

经验★之谈　　在刚开始补铁的时候，孕妈妈如果发现大便发黑，不必担心，这是正常现象。

腿抽筋

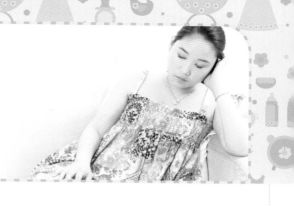

什么是腿抽筋

腿抽筋的学名是肌肉痉挛，为一种肌肉自发的强直性收缩。发生在小腿的肌肉痉挛最常见，发作时往往疼痛难忍。

腿抽筋的原因

孕妈妈发生腿抽筋的症状，主要有三种原因：第一，随着孕期体重的增加，双腿肌肉的负担也随之增大，由于腿部的肌肉常常处于疲劳状态，故而易引起抽筋；第二，孕期对钙的需求量会增加，特别是到了怀孕中、晚期，如果钙的摄入量不足，就易引起腿抽筋；第三，孕妈妈体内的血钙水平在夜间比白天要低，若再加之小腿肚子着凉、受压，就更易出现夜间腿抽筋的现象。

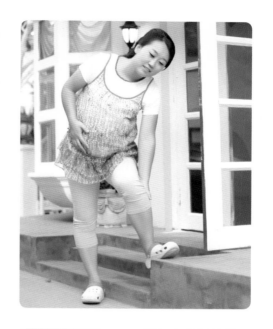

腿抽筋的影响

偶尔出现腿抽筋，孕妈妈不用担心，但若经常肌肉疼痛、腿部肿胀或触痛，就应该去医院检查。因为这可能是出现了下肢静脉血栓的征兆，须及时治疗。

尽管许多孕妈妈的腿抽筋是由于缺钙引起，但并不意味着腿抽筋就能作为缺钙诊断的标志。如果孕妈妈盲目补钙，会不利于身体健康。

有助于缓解腿抽筋的食物

乳制品：不仅可补钙、缓解腿抽筋现象，还可帮助睡眠。如牛奶、酸奶、乳酪等。

海产品：含钙丰富，如海参、海鱼、海虾、海带等。

肉类：猪肝、山羊肉、鹌鹑等食物富含钙质。

蔬菜：小白菜、芹菜、油菜等蔬菜也能为人体补钙。

豆类：大豆、绿豆、花豆及豆浆、豆腐等豆制品，均含有丰富的钙。

食疗推荐

鸭血豆腐汤：将鸭血50克，豆腐100克，分别切块，放入煮开的上汤中炖熟，加入适量醋、盐，最后撒上香菜叶。

大虾粥：大米洗净，加水浸泡；大虾去壳并挑出虾线洗净，切薄片，盛入碗中，加淀粉、植物油、酱油、料酒、白糖和盐，拌匀；将米煮粥，再将腌好的虾肉放入，用大火煮熟。最后撒上葱花。

奶汁烩菜：把生菜、西蓝花切成小块；锅中放油烧热后，倒入切好的菜翻炒，加入盐、上汤等调味，盛盘。煮牛奶，并加适量上汤、盐、淀粉，熬成稠汁，浇在菜上。

护理常识

1.饮食要多样化，多吃含钙丰富的食物，如牛奶、虾皮、软骨等。少吃腌制、加工的食物。

2.平时要穿软底鞋，不宜走路太多，以免让腿部肌肉过于劳累。

3.为防止夜间腿抽筋，可在睡前对腿部和脚部进行按摩，也可用热水洗脚、洗腿后再睡。用生姜水泡脚（把生姜片加水煮开，待温度降到脚可承受时用来泡脚）是种好方法，不仅能缓解疲劳，还能促进睡眠。泡脚时，水量最好没到小腿肚以上。

另外，用湿热毛巾热敷一下小腿，也可减少抽筋。

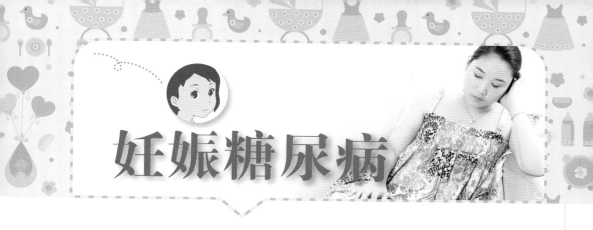

妊娠糖尿病

什么是妊娠糖尿病

怀孕期间，孕妈妈体内所产生的一些抗胰岛素的物质，而使血糖升高，即为妊娠糖尿病。据专家估计，目前我国妊娠糖尿病的发病率为6%～7%。

妊娠糖尿病多发生在怀孕28周左右，主要症状是"三多一少"，即多尿、多饮、多食，但体重不增，或与孕期应增加的体重严重不符，此外，还特别容易疲劳。

妊娠糖尿病的原因

受孕后，孕妈妈的生理变化引起体内糖代谢的紊乱，从而出现血糖升高和尿糖。

同时，孕妈妈对高糖、高脂肪、高蛋白质的食物摄入过多，也容易引起妊娠糖尿病。

经验★之谈 由于许多患妊娠糖尿病的孕妈妈自己并不会感觉不适，因此，在进行孕期的体检时，若发现血糖值忽然升高，就要引起重视。对于年龄超过35岁、肥胖、有不良孕产史、有糖尿病家族史的孕妈妈，更应高度警惕患妊娠糖尿病的可能。

妊娠糖尿病的影响

妊娠糖尿病容易造成胎宝宝过大或先天性畸形，还会导致早产，甚至死胎。同时，妊娠糖尿病也会导致新生儿低血糖的发生。

孕妈妈一旦得过妊娠糖尿病，再次怀孕时发生妊娠糖尿病及以后患糖尿病的风险都会明显增加。

有助于缓解妊娠糖尿病的食物

苦瓜：含有铬和类似胰岛素的物质，具有明显的降血糖作用。

香菇：热量低，且营养成分丰富，非常适合患妊娠糖尿病的孕妈妈食用。

黄鳝：味道鲜美，营养丰富，还可以防治妊娠糖尿病。

粗杂粮：含有多种微量元素、B族维生素和膳食纤维，具有缓解血糖升高的功效。如荞麦面、莜麦面、玉米面、燕麦片等。

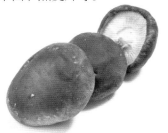

食疗推荐

萝卜丝鲫鱼汤：白萝卜200克洗净、切丝，鲫鱼去鳞、除腮及内脏，洗净，抹上料酒，腌渍约10分钟。锅内倒油，待油烧温至五成热时，放入鲫鱼煎至两面的鱼肉变白。接着加入枸杞、姜丝和适量水，先用大火烧沸，再转至小火煮20分钟，放入萝卜丝煮熟，最后，放适量盐调匀。

土茯苓猪骨汤：猪骨500克打碎、煮汤，约2小时后，去骨和浮油，再放入50～100克土茯苓，然后煎至500毫升，去渣，每日1剂，分两次服用。

红烧鳝鱼：鳝鱼250克，去内脏、洗净、切段。锅内倒油烧热，先放蒜蓉，再倒入鳝鱼段，翻炒3分钟，再焖炒3分钟，加入适量盐、酱油，并掺水一大碗，接着焖烧20～30分钟，至汁水快烧干时，撒入葱花即可。

护理常识

1.少食多餐，不宜一次吃得太饱。食物种类多样化。饮食清淡，尽量采用蒸、煮、炖等烹调方式，避免煎炸。

2.多食富含膳食纤维的食物。控制糖果、糕点、饼干、土豆、地瓜等高碳水化合物食品的摄取。

3.适当减少水果，尤其是含糖量较高的水果，同时尽量食用新鲜水果，少喝果汁。水果的补充宜在两餐之间。

4.适量的运动对控制血糖有帮助，正餐后应散步20～30分钟。

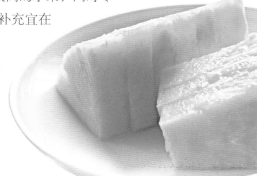

妊娠高血压综合征

妊娠高血压综合征是妊娠期女性所特有而又常见的疾病。其临床诊断标准为妊娠20周后血压超过130/90毫米汞柱，或血压较以前升高超过30/15毫米汞柱，且伴有水肿和蛋白尿。

轻度妊娠高血压综合征没有明显症状或仅感到轻度头晕。中度妊娠高血压综合征表现为头痛、头晕、眼花、恶心、呕吐等症状。而重度妊娠高血压综合征可导致全身抽搐，甚至出现昏迷，医学上称为"子痫"。

◎引起妊娠高血压综合征的原因

膳食的不平衡与妊娠高血压综合征的发生有着密切关系，也就是说，营养缺乏的孕妈妈患妊娠高血压综合征的概率高。同时，肥胖的孕妈妈也比正常的孕妈妈更容易患妊娠高血压综合征。

◎妊娠高血压综合征产生的影响

患轻度妊娠高血压综合征的孕妈妈，在产后大多可以自愈。中度患者需进行治疗，防止病情的发展。而患有重度妊娠高血压综合征，则可能威胁到孕妈妈和胎宝宝的生命，且孕妈妈以后患高血压、糖尿病、血栓性疾病的风险也会大大增加。

经验★之谈 以下人群易患妊娠高血压综合征：

1.年轻初产妇或高龄初产妇。

2.有慢性高血压、慢性肾炎、糖尿病等病史的孕妈妈。

3.子宫张力过高者。

4.营养不良者。

5.肥胖者。

6.家族中有高血压史，尤其是孕妈妈之母患有重度高血压者。

7.精神过度紧张者。

有助于缓解妊娠高血压综合征的食物

水果：选用各种时令鲜果，如葡萄、橘子、柿子、苹果、雪梨、西瓜等。

蔬菜：南瓜、芹菜、白菜、胡萝卜、土豆、茄子、黄瓜、番茄等。

肉类：瘦牛肉、纯鸭肉及猪肝、鸡肝等。其中，鱼肉为防治妊娠高血压综合征的佳品。

其他类：酸奶、玉米、豆浆、豆腐、绿豆等。

食疗推荐

海带炒干丝：海带200克用水发透、切丝，豆腐干200克切丝。锅内倒油，至八成热时先放干丝翻炒，再倒入海带丝，加适量盐、水，煮沸10分钟后，炒匀，再煮沸10分钟即可。

爽口木瓜丝：取青木瓜1/2个，去皮、籽，切丝，加少量盐腌拌后洗净沥干；红椒、胡萝卜洗净、切丝。再将木瓜丝、红椒丝、胡萝卜丝和适量香油、醋、白糖、盐拌匀，即可。

黄芪粥：黄芪10克煎汁备用。再取100克大米，淘洗后放入锅中掺水熬粥，将成时加入药汁。

清炒西芹：取300克西芹，洗净、切片，放入滚水锅中焯水1分钟，捞出，过水。锅中倒油烧热，放西芹爆炒，再加适量盐翻炒几下即可。

护理常识

1.注意控制体重的增长，对热量的摄入要适中。供给充足的钙、铁。

2.多吃谷物及新鲜蔬果，不要吃太咸或含钠高的食物，如腌肉、腌菜、榨菜、火腿等。饮食清淡，对盐的摄入要控制，同时酱油也不能摄入过多。

3.尽量少吃或不吃糖果、甜饮料、点心、油炸食品和高脂食品。

4.在脂类的摄入上，应以菜油、豆油、花生油、玉米油等植物油为主。

5.保持心情舒畅、精神放松。

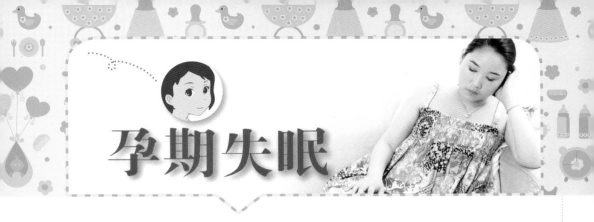

孕期失眠

什么是孕期失眠

随着胎宝宝的不断长大及产期的临近，许多孕妈妈都会有失眠的困扰。其具体表现为难以入睡，或睡眠不深，常常还伴有头晕、健忘、乏力等症状。

孕期失眠的原因

怀孕后，孕妈妈体内激素水平会发生很大的变化，通常情绪会不太稳定，精神变得较为敏感。另外，饮食习惯的改变、频尿现象的发生及夜间易腿抽筋等因素，导致了孕妈妈失眠。

孕期失眠的影响

如果缺乏良好的睡眠，会使孕妈妈体力不支，身体免疫功能下降，也会影响胎宝宝的健康发育，甚至导致早产。此外，持续的睡眠不足，还会增加孕妈妈患病的概率，如妊娠糖尿病、妊娠高血压综合征等。

经验★之谈　由于孕妈妈处在特殊的生理时期，因此决不能轻易使用安眠类药物，而应积极采取其他的调理措施。如果采取中医中药的治疗方式，一定要先咨询医生。

有助于缓解孕期失眠的食物

富含钙质的食物：可补充钙质，减少因腿抽筋而引起的失眠。如牛奶、虾、海带、鱼类、豆制品等。

富含铁元素的食物：具有补铁、补血的作用。如动物肝脏、绿色蔬菜、贝类等。其中，牡蛎有安神的功效，可促进睡眠、改善失眠多梦。

富含色氨酸及B族维生素的食物：牛肉、猪肉、羊肉、南瓜子、腰果等。能帮助睡眠、舒缓心情。

食疗推荐

胡萝卜炒猪肝：取200克胡萝卜洗净、切片；100克猪肝洗净、切片，再用料酒和水淀粉抓匀，腌制15分钟。锅内倒油烧热，待油至七成热时，加姜丝、葱丝炒香，放入猪肝煸熟。加入胡萝卜片翻炒，加适量清水烧至其熟透，加盐调味即可。

牡蛎瘦肉汤：取30克花生仁洗净后浸泡；250克牡蛎取肉、洗净、氽烫；200克猪瘦肉洗净、切片、氽烫；姜洗净、切片。锅内倒油，烧热，先放姜片，再将牡蛎肉爆炒至微黄，加适量清水，用大火煮沸。放入瘦肉片和花生仁，煮沸后，改用小火煮熟，加适量盐即可。

蜜汁腰果：取200克腰果洗净，放入开水中煮5分钟，捞出，沥干水分。汤锅加热，倒入清水，加白糖煮开后，放入腰果用小火煮至颜色呈琥珀色，待汤汁微稠时捞出，沥干，放凉一会儿。炒锅倒油，加热，待油至五成热时，倒入腰果用小火炸至金黄色即可。

护理常识

1. 饮食宜多样化，避免长期重复摄取某种食物。

2. 少吃精淀粉类食物，如白面包、白米饭、甜食等。

3. 在日常饮食中，要注意控制盐分的摄入。

4. 晚饭应安排在睡前4小时，并尽量不要吃易增加腹胀感的食物，如土豆、玉米、山药等。晚间不要喝太多的汤。

5. 晚饭后到入睡前不要过多饮水。

6. 睡前避免吃巧克力，喝咖啡、茶、可乐等，更不能喝酒。可在睡前喝一杯牛奶或一碗燕麦粥，有助于快速入睡。

7. 临睡前泡一个温水浴，穿全棉的睡衣；上床后再做几次深呼吸，并放松全身，对睡眠会很有帮助。

8. 平日里要适当运动，并注意保持心情舒畅。

妊娠纹

什么是妊娠纹

在妊娠5～6个月时，大多数孕妈妈的皮肤会出现呈紫色或淡红色或白色的妊娠纹，其分布往往由身体中央向外，呈平行状或放射状。妊娠纹的位置主要在腹壁上，也会出现在大腿内外侧、臀部、胸部、肩膀和手臂等处。

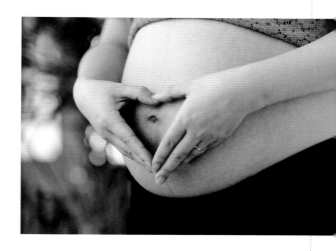

妊娠纹的原因

怀孕后，由于子宫的膨大超过了腹部肌肤的伸张度，造成皮下纤维组织和胶原蛋白纤维断裂，从而产生裂纹。此外，孕期激素的改变，或者体重增长过快，也会导致妊娠纹的产生。

妊娠纹的影响

妊娠纹的发生与体质有关，而其严重程度也因人而异。妊娠纹一旦出现，不会轻易消失，因此孕妈妈应孕前预防妊娠纹。

有助于缓解妊娠纹的食物

西蓝花：含有丰富的维生素A、维生素C和胡萝卜素，增强皮肤弹性。

番茄：可保养皮肤，能有效预防妊娠纹的产生。

猕猴桃：含有丰富的维生素C，可预防色素沉淀。

大豆：不但能抗皮肤衰老，还能增强皮肤弹性。

海带：能防止皮肤过多地分泌油脂，并防止肌肤老化。

猪蹄：含有丰富的胶原蛋白质。它能增强皮肤弹性和韧性，并延缓衰老。

三文鱼：其富含的胶原蛋白可使皮肤富有弹性。

食疗推荐

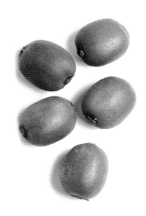

猕猴桃汁：取猕猴桃两个，洗净、去皮，与凉开水一起放入榨汁机中榨汁，倒入杯中，根据口味加入蜂蜜。

番茄汁：取番茄两个，剥皮后放入榨汁机中榨汁即可。但需注意不宜空腹饮用，否则易造成腹痛。

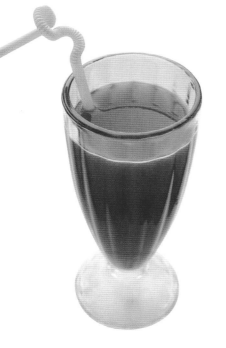

护理常识

1.营养均衡，保持正常的体重增加，多吃蔬菜、水果。每天早晚可喝两杯脱脂牛奶。

2.适度活动有助于皮肤恢复弹性。

3.按时作息。

4.洗澡时水温适宜，不能过烫，否则会破坏皮肤的弹性。

5.从怀孕初期到产后3个月，每天早晚取适量抗妊娠纹乳液，均匀涂抹于腹部、臀部、大腿内侧及乳房部位。

6.可使用托腹带，以减轻腹部的负担，预防妊娠纹的产生。

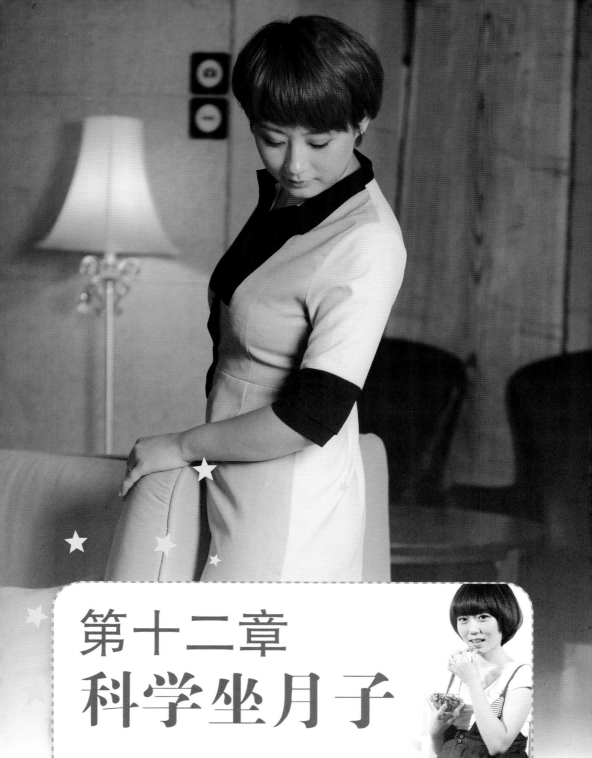

第十二章
科学坐月子

做好坐月子的准备

刚刚经历了分娩，身心疲惫，再加上产后激素水平迅速降低，新妈妈的情绪会受到很大影响。这种生理变化在分娩之后的头一个月影响特别大，再碰上坐月子、照料新生儿等问题的困扰，容易产后抑郁的倾向。所以若新妈妈能从坐月子一开始就摆正心态，遇到问题时就比较容易化解。

◎首先调整心态

由于情绪的好坏与身体健康密切相关，所以新妈妈在月子期里一定要注意养神，加强精神保健。首先，新妈妈要善于通过调节自己的心理状态去适应外界的刺激，消除或减少不良情绪对心理和生理产生的影响。其次，家人也应该为她创造一个和谐、温暖的家庭环境，保证其足够的营养和睡眠，对其分娩所承担的痛苦应给予足够的关怀。

◎放宽心态难得糊涂

现实中坐月子总会有这样或那样的问题存在，请放宽一颗心，最重要的就是保持良好的心态，时刻要告诉自己："没什么大不了的，一切都会过去的。"坐月子这种大事，往往都是全家总动员。爸爸妈妈、公公婆婆既是来帮忙的，也会参与指导。如果他们的建议无伤大雅，要学会让步。这里提供一个小建议，让妈妈来照顾月子是最好的。自己的妈妈是最了解自己的，即使自己要要性子，妈妈也不会太计较。

◎做到心中有数

关于如何坐月子有太多种说法了，有去月子中心的，有请月嫂照顾的，还有让自己妈妈照顾的……你的老公、爸爸妈妈、公公婆婆，还有朋友同事……每个人都会给你一些善意的建议，但可能会把你给听晕了。所以坐月子前早点做出选择：是去月子中心，还是要坐传统型的月子，是打算听老一辈的，还是自己决定……这一切最好从月子前就确定清楚。坚定自己的想法，然后参考本书的知识，这样你就能做到心中有数，一切水到渠成！

坐月子前应该为妈妈准备的用品

新妈妈坐月子时自己的用品也要事先买回来，为坐月子做好充足的准备。现在市面上有层出不穷的新式婴幼儿和产妇用品，购买前最好先咨询有经验的妈妈们。

◎妈妈用品之必备装备

产妇内裤

产后恶露的时间和程度因人而异，保持清洁干爽非常重要，因此要勤于洗换内裤。新妈妈分娩后一个月内，肚子是没办法恢复到之前的样子，内裤一定要穿宽松的。

温馨★提示 市面上有一种产妇专用的网裤。可以把产妇卫生巾箍住不移位，透气舒适。

哺乳文胸

母乳喂养的妈妈至少要准备3个哺乳文胸便于换洗，尺寸建议选择比临产前稍微大一个尺码的。

束腹带

为预防内脏下垂和身材的恢复，束腹带必不可少，有腰部粘贴式和全身塑形两种选择。

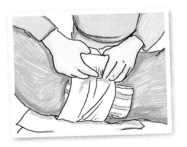

全棉睡衣

月子里多汗，衣服也容易脏，多准备几套睡衣换洗。睡衣最好是全棉的、宽松的、长袖长裤。

卫生巾

卫生巾是对付产后恶露的必备用品，建议多买夜用型+日用型少量。头几天恶露量会比较大，需要用夜用加长型的；后面那些天其实就不多了，日用型卫生巾或者护垫就够了。注意要勤换，要购买品牌的卫生巾，这样质量有保证。

棉袜

不管什么季节分娩，新妈妈在月子里一定要穿上棉袜，以免寒从脚底生。

毛巾

月子里多汗，要准备多条毛巾，擦脸的、擦身的要分开。

吸奶器

如果是母乳喂养，吸奶器是必不可少的装备，后面会详解吸奶器的使用方法。

乳液或妊娠纹修复霜

特别对秋冬季分娩的新妈妈来说，这些是必需的。

◎妈妈用品之高级装备

防溢乳垫

这个是配合哺乳文胸用的，是外出必备的防护！因为月子期间大多数新妈妈无须出门，可选择性准备。

乳头保护霜

月子期哺乳是大问题，姿势不对或宝宝用力过猛等都会造成乳头红肿、皲裂，可以选择一些乳头保护霜来预防。

妇科冲洗器

冲洗器方便产妇进行下阴冲洗。这个在坐月子的初期非常管用，由于分娩后新妈妈不方便下蹲或进行淋浴冲洗，妇科冲洗器还是比较管用的。

母乳储存器

月子期里一般是母乳产出最多、质量最好的时候，但这个月的新生儿又不大会吸奶，有很多乳汁都浪费了。其实可以把多余的母乳用母乳储存袋或是瓶子保存起来，放在冰箱冷冻层，可以保鲜三个月。

电动吸奶器

电动吸奶器可以把双手解放出来，省时省力，但价格也比较昂贵，新妈妈可选择性备用。

温馨★提示

◎电动吸奶器的使用好处：

放松乳房：在开始吸奶前要对乳房进行适当的按摩和热敷，从而促使乳腺扩张，为乳汁的顺利吸出做好准备。

清洁乳房：洗净手之后再开始吸奶，使用专业的乳头清洁棉进行擦拭；完成吸奶后仍然需要擦拭，并可以配套使用防溢乳垫来保持乳房的清洁与干爽。

控制挤奶的节奏：要按照循序渐进的步骤慢慢手动使用吸奶器，要由慢到快。当感觉到乳头疼痛或者吸不出奶的时候，就不要再继续使用吸奶器了。当吸奶器使用完毕后，必须进行热水浸泡或者用微波炉消毒。

哺乳衣

哺乳衣是专门方便母乳喂养使用的。在衣服的胸口处可以方便地开口，而不用把整件衣服都撩起来喂奶，这样就可以在任何时间和地点喂奶了。还有一个好处就是妈妈不会再因为喂奶而使腹部着凉受风，这点其实很重要。

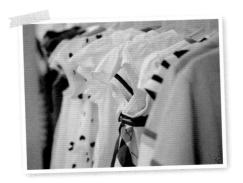

钙片

老人说过，生一个孩子掉一颗牙齿，表达的意思就是女性在孕期、产后体内的钙质会大量流失，因此无论是产前还是产后，补钙都很关键。

坐月子前应该为宝宝准备的用品

几乎每件商品都声称自己是"必备"的用品，但在实际生活中，并不是每样东西都对你有用。你可以问问亲戚、朋友和同事，哪些用品是真的不可缺少，哪些是可有可无，哪些是买了从未用过的。

◎宝宝用品之必备装备

寝具

包括床、床垫、纸尿垫、毛巾被、薄棉被、小枕头、小睡袋等。

床最好是木制的，床栏间的距离不能大于婴儿的脑袋。床垫要配合床的尺寸，与床边的空隙不能超过一指。被子一定要买纯棉面料。

衣物

虽然新生儿的衣物种类繁多、款式多样，让人眼花缭乱，但购买时要注意几个原则：首先是要吸汗透气，所以要买纯棉的；其次，要简单易穿、安全舒适，所以有镶着亮片或纽扣的衣服不要买；新生儿长得非常快，所以千万不要买太多，建议买大一号的。

温馨★提示

宝宝的贴身衣服一定要贴身柔软的，款式推荐和尚服。

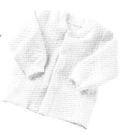

尿布、纸尿裤

传统尿布省钱环保又透气，如果家里有足够的人力，建议使用传统尿布。若经济允许，准备一些品牌的纸尿裤其实更方便。因为月子里家人要照顾大人又要照顾新生儿，而此时的新生儿排泄非常频繁，用传统尿布比较费精力。

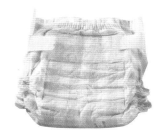

玩具

对新生儿来说，玩具主要是为了视听觉发育，所以可以选择一些色彩对比强烈的玩具，比如小摇铃、彩色旋转玩具、彩色气球等。这个时候新生儿不太会玩玩具，所以没有必要在这上面花太多的钱，准备1～2件就可以了。

哺喂用品

种类	特点
奶瓶	购买奶瓶时要注意品牌，注意搭配奶嘴，建议买宽口的奶瓶，这样倒奶粉时比较方便，准备2~4个就够了
奶粉	月子期最好准备小罐奶粉备用，因为奶粉一旦打开最好在一个月内吃完。不一定要买最贵的，主要看宝宝适合哪种
奶嘴刷 奶瓶夹	玻璃奶瓶最好准备尼龙刷，塑料奶瓶最好准备海绵刷。奶瓶要消毒，最好准备一个奶瓶夹

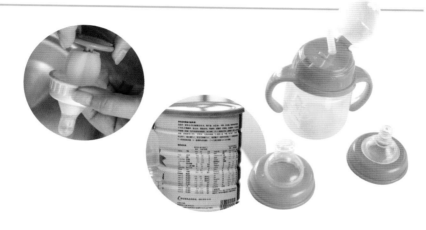

洗护用品

种类	特点
浴盆	浴盆最好买大一点，这样用的时间比较长。最好准备一个沐浴床
面霜	秋冬季节出生的宝宝应该准备一瓶面霜，洗脸后涂一些可以预防湿疹
护臀霜	因为新生儿易发尿布疹，所以最好准备一支特别管用的护臀霜
痱子露	痱子是新生儿常有的现象，痱子露比痱子粉好用，最好备一瓶
湿纸巾	这个是月子期必须要备的，可以多买一点
婴儿 指甲钳	宝宝的指甲长得很快，为了避免他们抓破自己，最好尽快剪掉。市场上有专门的婴幼儿指甲钳，好用安全
棉棒	棉棒也有三种，一种是擦眼睛的细棉棒，另一种是掏耳朵、鼻孔用的特殊造型棉棒，还有一种是消毒用的棉棒

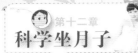

◎宝宝用品之高级装备

婴儿背巾

背巾非常好用，特别适用于母乳喂养。但买之前妈妈要学习一下怎么使用。

热奶器

经济允许的情况下可以准备一个热奶器，比较方便。其实用经济允许的情况下可以准备一个热奶器，比较方便。其实用热水热奶也很快。所以这件物品新妈妈可以选择性备用。热水热奶也很快。所以这件物品新妈妈可以选择性备用。

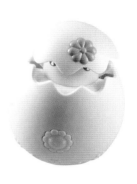

婴幼儿洗衣液

不要使用大人的洗衣用品来洗涤新生儿的衣物。市面上有售专用的婴幼儿洗衣液，纯植物配方、不伤皮肤，比较好用。

温馨★提示 ◎没有必要一切东西都买新的

新生儿的生长速度很快，有一些东西很可能只用了几个月的时间就不能再用了。如果有亲朋好友愿意把他们用过的东西送给你或借给你，你完全没有必要介意它是旧的，只要是干净、完好无损就可以愉快地接受它。当然，如果你觉得自己有这个经济实力，不在乎为孩子多花点钱，那么就尽情享受给宝宝购物的乐趣吧。

应该知道月子知识

应该知道月子知识

重视产后的三个第一次　　第一阶段的大部分时间新妈妈都会在医院中度过，新妈妈要做的事情就是遵循医嘱，多卧床休息，不要着急，放松心情。

◎产后第一次排尿

顺产新妈妈的第一次排尿非常重要，因为膀胱受到分娩过程的挤压，致使排尿困难。医生会鼓励顺产的新妈妈在产后6～8小时内进行第一次排尿，以免形成产后尿潴留。家人也可以帮助新妈妈按摩或热敷耻骨上方的膀胱位置。

剖宫产的产妇第一天还插有导尿管，所以排尿并不成问题，但是在去除导尿管之后，新妈妈要尽快下地自行解决。下地时要注意有人陪护，谨防如厕时晕倒。

温馨★提示　　产后排尿不顺的原因主要有两种。一是因为膀胱、尿道因分娩而受伤、水肿。另一个原因则是会阴伤口疼痛及腹内压减少，造成产后小便困难或解不干净的感觉。

◎产后第一次排气

在第一天，你会发现护士们总是要过来问："排气了没？"那是因为腹内所产生的废气必须尽快排掉，以预防肠粘连；剖宫产产妇只有在通气之后才可以进食流质食物，之前最好连水都不要喝。为了帮助排气，家人可以帮助产妇做一些类似翻身这样简单的动作。

◎产后第一次下床

顺产妈妈

顺产妈妈在产后练习坐起来后即可下床活动。为安全起见，新妈妈第一次下床，应有家属或护理人员陪伴协助，下床前先在床头坐5分钟，确定没有不舒服再起身。下床排便前，要先吃点东西才能恢复体力，以免昏倒。产后24小时可以随意活动，但要避免长时间站立、久蹲或做重活，以防子宫脱垂。

温馨★提示　万一新妈妈有头晕现象，要让她立刻坐下来，可以让她把头向前放低，在原地休息一会儿。

剖宫产妈妈

剖宫产的新妈妈在术后24小时可以坐起。要多坐少睡，不能总躺在床上。

会阴清洁和伤口的护理　分娩后，当你愉快地迎接新生命到来，并予以无微不至的照顾时，也别忘了多照顾自己。一般在产后一两周内伤口疼痛会逐渐减轻，但是若伤口疼痛有越来越严重的现象，则要检查有无伤口感染情况。

◎会阴的清洁

按医生建议每日进行清洗，卫生巾要及时更换。产后24小时内若感到会阴部，或肛门有下坠不适感、疼痛感，应请医生诊治，以防感染和血肿发生。

产后擦洗会阴每天至少2次，大便后加洗1次。用棉球蘸无菌清水或生理盐水，先擦阴阜及两侧阴唇，最后擦肛门，不可由肛门开始向前擦，擦洗后换上消毒的会阴垫。

剖宫产或者会阴侧切的妈妈每天都会有护士帮你清洗、消毒外阴，其他人则需要自己或找家人帮忙。

温馨★提示　若会阴切开的伤口部位疼痛时，用双膝并拢的办法，可减轻疼痛。

	护理需要注意以下要点
1	及时更换卫生巾，至少4小时更换一次
2	每次大便后冲洗清洁会阴（将煮沸的开水冷却到40℃），采用坐姿，由前往后冲洗
3	勤换内裤，换下的内裤一定要及时洗干净再曝晒

◎伤口的清洁

如果在分娩时会阴部有了伤口要注意护理。在产后的最初几天里，恶露量较多，应选用消毒过的卫生垫，并经常更换。大小便后要用清水清洗外阴，以保持伤口的清洁干燥，以防感染。伤口痊愈情况不佳时要坚持坐盆每天1～2次，持续2～3周，这对伤口肌肉的复原极有好处，效果很好。坐盆药水的配制应根据医生的处方和医嘱。

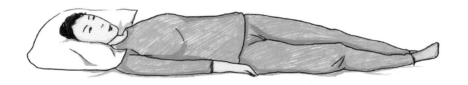

温馨★提示　　躺卧时，应卧向伤口的对侧，如会阴伤口在左侧，应向右侧卧，以防恶露流入伤口，增加感染机会。

剖宫产妈妈需要注意什么　　剖宫产不同于顺产，它是在小腹部做一条长10厘米的切口，手术伤口很大，创面广，其常见的并发症有发热、子宫出血、尿潴留、肠粘连等。所以术后加强自我保健，对于顺利康复是很重要的。

223

◎缓解产后疼痛

如果你在进行剖宫产的时候，使用了硬膜外麻醉或者腰麻，麻醉师可能会再加一些吗啡，这样可以在产后长达24小时的时间里，为你提供很好的镇痛效果，而且不会有使用全身麻醉剂之后头重脚轻的感觉。

总之，和任何一个新妈妈一样，你可能会对你怀抱中的新生命感到既陶醉又不知所措。但是，你还要应付腹部出现的疼痛。毕竟，你要从一个腹部手术中慢慢恢复。剖宫产后，通常需要在医院住上3～4天才能回家。

温馨★提示 ◎到底用不用止痛泵

有的剖宫产妈妈因为要母乳喂养，常常会拒绝使用止痛泵。手术后的伤口还是很疼的，在适度的前提下建议还是使用止痛泵。

止痛泵给药的剂量和速度是由机器控制的，所以注入你体内的剂量是安全的，不会超量。

◎剖宫产产后6小时

坚持补液

新妈妈在分娩期内消耗多、进食少、血液浓缩、加之孕期血液呈高凝状，故易形成血栓，诱发肺栓塞。术后三天内常输液，补足水分。

及时哺乳

宝宝饿了，护士会把他抱给妈妈，妈妈一定要将这最珍贵的初乳喂给宝宝。宝宝的吸吮还可以促进子宫收缩，减少子宫出血，使伤口尽快复原。

禁食

在术后6小时内应当禁食。这是因为手术容易使肠子受刺激而使肠道功能受到抑制，肠蠕动减慢，肠腔内有积气，因此，术后会有腹胀感。为了减轻肠内胀气，暂时不要进食。

注意阴道出血

剖宫产子宫出血较多，家属应经常看一下阴道出血量，如远超过月经量，应通知医生，及时采取止血措施。

防腹部伤口裂开

新妈妈咳嗽、恶心呕吐时应压住伤口两侧，防止缝线断裂。

◎尽早活动

麻醉消失后，上下肢肌肉可做些收放动作，术后6小时就可起床活动。这样可促进血液流动和肠胃活动，可防止血栓形成，还可防肠粘连。

12小时后，新妈妈在家人或护士的帮助下可以改变体位，翻翻身、动动腿。术后知觉恢复后，就应该进行肢体活动，24小时后应该练习翻身、坐起，并下床慢慢活动。条件允许还应该下地走一走，运动能够促进血液循环，使伤口愈合更加迅速，并能增强胃肠蠕动，尽早排气，还可预防肠粘连及血栓形成而引起其他部位的栓塞。

◎产后进食

剖宫产6小时后可以饮用一些排气类的汤，如萝卜汤等，以增强肠蠕动，促进排气，减少肚胀，同时也可以补充体内的水分。

但是，一些容易发酵产气多的食物，如糖类、黄豆、豆浆、淀粉类食物，应该少吃或不吃，以防腹胀更加严重。术后第二天才可以正常地吃粥、鲫鱼汤等半流质食物。

◎预防伤口感染

剖宫产的伤口在下腹10厘米，愈合约需一周。肥胖的新妈妈由于皮下脂肪较厚，容易发生伤口感染。

剖宫产伤口的照顾必须遵循两个原则。

1.保持干爽。

2.在手术隔天视情况换药，但是不可天天换，以免伤口刚愈合又撕裂。由于伤口会疼痛，要特别注意翻身的技巧。

温馨★提示

1.术后6小时可进食些炖蛋、蛋花汤、藕粉等流质食物。

2.第一周内不可接触过冷的水，洗脸、洗手也要用温水。

3.伤口一周内尽量保持干爽并视情况换药，若有渗湿或出血应马上通知护理人员。

4.伤口疼痛可视情况服用止痛药。

5.伤口未愈合前勿弄湿，万一弄湿的话，必须立即擦干。

6.翻身的时候，用一手扶住伤口，另一手抓住床边扶栏，利用手部力量翻身（而不是肚子的力量）。

7.千万不要因为伤口疼痛就不动，应该适当做些恢复运动。

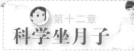
简单的恢复动作

适当做一些活动可以使妈妈们气血畅通，加强腹壁肌肉和盆底支持组织的力量，有利于产后恢复和保持健美的体型。健康的新妈妈，24小时可下床做一些活动。有感染或难产的新妈妈，可推迟2～3天以后再下床活动。

◎手指屈伸运动

从大拇指开始，依次握起，然后再从小拇指依次展开。两手展开、握起，展开，握起，握起时要用力，反复进行。

◎转肩运动

臂屈，手指触肩，肘部向外侧翻转。返回后，再向相反方向转动。

◎脚部运动

脚掌相对，脚尖向内侧弯曲，再向外翻。

两脚并拢，脚尖前伸。紧绷大腿肌肉，向后弯脚踝。呼吸两次后，撤回用在脚上的力。

两脚并拢，右脚尖前伸，左脚踝后弯，左右交替。

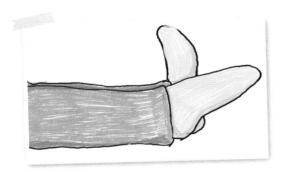

温馨★提示

要循序渐进，从轻微动作开始，逐渐加大运动量；做操之前要排空大小便；要在伤口恢复好后再做；要量力而行，以不过度疲劳为限。

下奶和开奶

产后第四天，大部分妈妈都会分泌初乳了，如果还不能顺利泌乳，乳房就会开始肿胀或出现不畅通的硬块，俗称"奶结"，这时就需要借助非常手段来使奶水畅通，俗称为开奶。

◎方法一：热敷

热敷的目的都是为了使乳房变软，表面潮湿。最常用的是热毛巾，先用温开水烫毛巾，把温热的毛巾由乳头中心往乳晕方向成环形擦拭，两侧轮流热敷，每侧各15分钟。

◎方法二：按摩

热敷过后要马上配合按摩手法：

第一步

先疏通乳头。拇指和食指蘸上水，再夹住乳头，从内往外摩擦。会有少量乳汁出来。

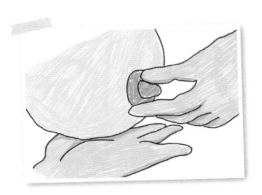

第二步

揉开乳块。手蘸上水后包住乳房，用手掌，轻轻顺时针，或者逆时针，从乳房外侧向乳晕揉。

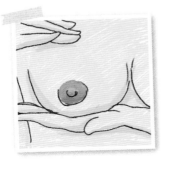

第三步

疏通乳管。五个手指蘸湿从乳房外侧往乳晕用力摩擦。一定要顺着乳腺管的位置来按摩，这时可见乳汁喷出，把喷出来的乳汁直接抹在乳房上，继续操作。

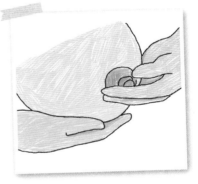

◎方法三：吸奶

以上两个步骤之后就是吸奶的环节，这一环节是把乳腺管彻底打通，最好是让宝宝吸；如果不行就用吸奶器，也可以请老公帮忙。

教新生儿
吮吸母乳

这个阶段妈妈要和宝宝多接触，此外还要学习母乳喂养。宝宝出生后，应尽早进行哺乳，这样可以促进母亲乳汁分泌。要掌握正确姿势，不是一步到位的，需要妈妈仔细观察，要做好练习，一般来这个阶段有以下两种常见的姿势。

◎母乳喂哺的姿势

妈妈可以坐在床上或椅子上给宝宝喂奶。宝宝3个月之前不宜采用卧位哺乳的方式，以免妈妈睡着了，乳房堵住了宝宝的鼻子造成窒息。

无论选择哪种姿势，请确定宝宝的腹部是正对自己的腹部。这有助于宝宝正确地吮吸。

侧抱法

哺乳时侧向抱着孩子，用妈妈的手腕支撑着宝宝的颈部，颈部地来回扭动不利于宝宝的吸吮。采取侧抱便能让宝宝的嘴正好对着乳头。

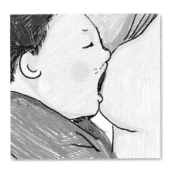

足球式抱法

这个姿势最适合剖宫产的妈妈。妈妈坐在椅子上或床上，把胳膊放在枕头上，把宝宝的身子夹在胳膊肘下，宝宝的腿直指着妈妈靠背的地方，同时让宝宝的头枕在妈妈的手上，就像抱一个足球一样。

温馨★提示 乳头平陷或者乳房发硬，宝宝就很难含住乳头。在喂奶之前，可以多花几分钟热敷乳房，再挤出一些奶，使乳房变软，乳头外突一些，宝宝也就可以把乳头含在嘴里了。

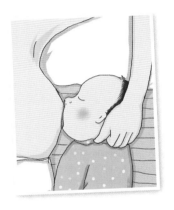

◎乳头咬破或疼痛怎么办

这个阶段里妈妈还要注意保护乳头，不要总用一侧乳房喂宝宝。哺喂时要注意保持乳头清洁，防止宝宝过分吮吸将乳头吸伤。哺喂前要把手洗干净。

学会抱宝宝

看其他妈妈抱宝宝时很轻松，轮到自己时你可能不知道拿这个软软的小宝宝怎么办，不敢抱、不会抱……这些都没关系。适应只是时间和抱的次数问题。

◎如何抱起平躺状态下新生儿

抱起仰卧的宝宝

1.一只手轻轻地放在宝宝的头下方。

2.另一只手从对侧，轻轻地放在宝宝的下背部和臀部下方。

3.慢慢将宝宝抱起来。

4.将宝宝的头小心地转到你的肘弯或肩膀上，让宝宝的头有依附。

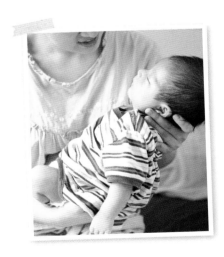

抱起俯卧的宝宝

1.先将一只手放在宝宝的胸部下方，用前臂支住宝宝的下巴，再将另一只手放在他的臀下。

2.慢慢地抬高宝宝，并让他面转向你靠近你的身体，那一只支撑宝宝头部的手向前滑动，直到他的头躺在你的肘弯，另一手则放在他的臀下和腿部。

抱起侧卧的宝宝

1.一只手轻放在宝宝的头颈下方，另一只手放在臀下。

2.将宝宝挽进你的手臂，慢慢地抬高宝宝。

3.将宝宝靠着你的身体抱住，然后将宝宝的前臂滑向你的头下方，让宝宝靠在你的肘部。

◎如何放下新出生的宝宝

仰卧放下宝宝的方法

1.将一只手放在宝宝的头颈下方，然后用另一只手托住宝宝的臀部，慢慢地放下宝宝，手一直扶住他的身体，直到他完全接触到床铺为止。

2.从宝宝的臀部抽出你的手，用这只手稍稍地抬高宝宝的头部，然后轻轻地抽出你的另一只手，再慢慢地将宝宝的头部放在床上。

侧着放下宝宝的方法

1.让宝宝躺在你手臂里，宝宝的头靠在你的肘部。

2.将宝宝放在床上后，轻轻地抽出你在他臀下的那只手。

3.抬高宝宝的头，抽出你放在他头下的另外一只手，轻轻地放下他的头。

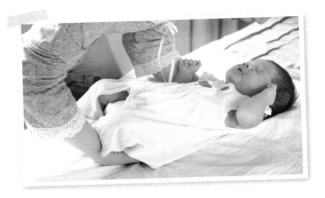

怎么才能让自己的乳汁增多

目前绝大多数的新妈妈都明白哺喂母乳的各种好处而坚持自己喂奶。问题是有许多妈妈为自己的奶水不足而烦恼不已。有关新妈妈乳汁不足的各类问题，其实都是可以改善的。

◎适当做一些按摩

可使用乳头矫正的方法以左手或右手的示指及拇指放在乳晕两旁，先往下压，再向两旁推开；或是以乳头为中心点，采取左右、上下对称的方式按摩，这种方法会使乳头较易突出。另外，也可在分娩前注意乳房及乳头的保养。

◎让宝宝多吸吮乳头

妈妈的奶水越少，越要增加宝宝吮吸的次数；由于宝宝吮吸的力量较大，正好可借助宝宝的嘴巴来按摩乳晕。宝宝跟母乳的关系是从出生后开始的。新生儿被抱在妈妈胸前时，自然而然地就会开始寻找奶头。

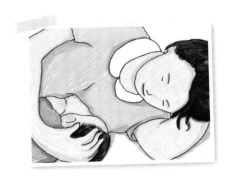

温馨★提示 新妈妈一定不要因为刚开始没有乳汁就不让宝宝吸吮奶头，应该让他多多接触乳头。

剖宫产后疼痛总是难免的，这种疼痛必然会给新妈妈带来忧虑，担心疼痛什么时候才会消除，担心伤疤是不是一生都不会消失了。要消除这些忧虑，要从多方面入手。

◎产后缓解疼痛的方法

找一个最好的哺育姿势

如果因为疼痛而忧虑的话，要想解除这种忧虑，首先应该让疼痛降到最低。比如找个最舒适的姿势哺育乳婴儿，并以最舒服的姿势上下床。要发现一个最舒适的哺乳方式，可能是不断尝试错误的过程。

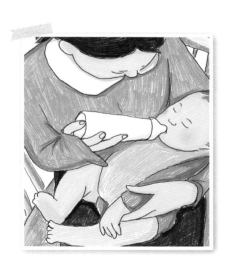

清除肺部的分泌物

做过麻醉的新妈妈，则需要深呼吸并咳嗽，以清除肺部的分泌物，这些分泌物是麻醉所产生的反应，因为咳嗽会使腹部的伤口产生疼痛感，可能会压抑原本的本能，而排出这些分泌物。身体舒适了，心中的忧虑也就淡化了。

正确地上下床

上床时，尽量坐在靠床头位置，环抱着腹部肌肉，放松双脚，一次提起一只脚到床上。也许，此时需要用双手来提起双脚，保持膝盖弯曲，将脚移在床上。同时，慢慢地用手把自己的身体移到床头位置。

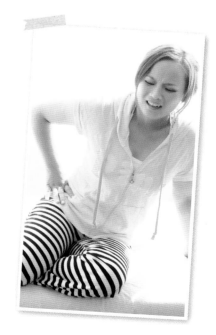

保持正确的站立姿势

在站着的时候，很可能会想要向前倾，以保护伤口，但是应该尽可能地直立站好。在行走的时候，放松并轻松地呼吸，以一只手支撑伤口部位。

母乳的挤取方法

正确的姿势是将大拇指放置在乳晕上方，其余4个手指放在乳晕下方，夹住后再轻轻推揉，推揉一段时间后，再用拇指在上其余4指在下的姿势勒紧乳房向前挤奶。若借助吸奶器进行吸奶，要注意个人和吸奶器卫生。

◎吸奶器挤奶

放松乳房

在开始吸奶前要对乳房进行适当的按摩和热敷，从而促使乳腺扩张，为乳汁的顺利吸出做好准备。

清洁乳房

洗净手之后再开始吸奶，使用专业的乳头清洁棉进行擦拭；完成吸奶后仍然需要擦拭，并可以配套使用防溢乳垫来保持乳房的清洁与干爽。

控制挤奶的节奏

要按照循序渐进的步骤慢慢手动使用吸奶器，要由慢到快。当感觉到乳头疼痛或者吸不出奶的时候，就不要再继续使用吸奶器了。当吸奶器使用完毕后，须进行热水浸泡或用微波炉消毒。

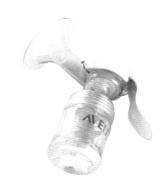

◎手工挤奶

准备挤奶

预先准备好挤奶用的已经消毒过的容器，将容器放在高度适合的容器上（如果腰弯得太低可能引起背疼），妈妈坐在椅子上，把盛奶的容器放在靠近乳房的地方。

挤奶的姿势

先清洁双手，挤奶时，妈妈用整只手握住乳房，把拇指放在乳晕的上方，其他4指放在乳头、乳晕的下方，托住乳房。

将一个枕头放在大腿上，用以支撑宝宝，同时也可以保护伤口。将会发现坐在椅子上，会比坐在床上更容易哺乳。

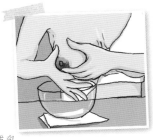

挤奶的技巧

新妈妈用拇指、食指挤压乳房，挤压时手指一定要固定，握住乳房。最初挤几下可能奶水不下来，多重复几次就好了。

每次挤奶的时间以20分钟为宜，两侧乳房轮流进行。一侧乳房先挤5分钟，再挤另一侧乳房，这样交替挤，奶水会多出一些。如果奶水不足，挤奶时间应适当延长。

储存母乳 很多新妈妈在哺乳期就要重返职场投入紧张的工作。要坚持上班后也母乳喂养，就需要在单位将母乳挤出，下班后再带回家。但新鲜的母乳该如何保存，才能让宝宝放心地享用呢？

◎母乳的保存期限

母乳保存的期限，国际母乳会根据多年的研究成果，列出以下时间表：

室温保存

1.初乳（产后6天之内挤出的奶）：27℃～32℃室温内可保存12个小时。

2.成熟母乳（产后6天以后挤出的奶）：

15℃室温内可保存24小时。

19℃～22℃室温内可保存10小时。

25℃室温内可保存6小时。

冰箱冷藏室保存

0℃～4℃冷藏可保存8天。

冷冻保存

1.如果是冰箱冷藏室里边带有的小冷冻盒，保存期为两周。

2.如果是和冷藏室分开的冷冻室，但是经常开关门拿取物品，保存期为3～4个月。

3.如果是深度冷冻室，温度保持在0度以下，并不经常开门，则保存期长达6个月以上。

◎如何储存母乳

准备好吸奶器和储奶用具

吸奶器和储奶用具最好是适宜冷冻的、密封良好的塑料制品；玻璃制品会让母乳中的活性因子吸附在上面，要尽量避免。

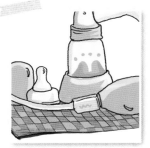

挤奶和吸奶

挤奶是个很重要的步骤，在上班时间，妈妈们可以选择手动挤奶。即使再忙，妈妈也要保证每3小时吸一次奶，这样可以有效防止奶胀和泌乳量的减少。

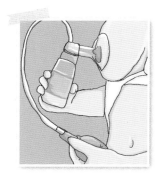

保存母乳

吸出的乳汁要立刻密封，放入冰箱冷藏或冷冻。可以使用母乳储存杯保存母乳，贴上日期和容量的标签。

温馨★提示 封存好的母乳在在冰箱中最多只能冷藏储存48小时，冷冻可以储存3个月。在宝宝食用之前，需要把冷冻的乳汁先放在室温下或40℃的温水里解冻，解冻后轻轻摇晃就可以了。

给宝宝洗澡 这段时期的新生儿皮肤的卫生清洁很重要。头、颈、腋窝、会阴部及其他皮肤皱褶处应勤洗并保持干燥。不要在刚刚喂完奶之后给宝宝洗澡，这样易引起宝宝吐奶。可以选择在两次哺乳的中间时段，也就是在哺乳后1～2小时洗澡为宜。

◎洗澡准备工作

首先，要准备好用品和温暖居室。将澡盆、毛巾、宝宝香皂、宝宝洗发水、润肤露以及宝宝换洗的衣物、尿布、浴巾等放在顺手可取的固定地方。洗澡时室内温度保持在24℃左右即可，早产儿或出生7天内的宝宝要求室温为24℃～28℃，水温在38℃～40℃，可以用肘部试一下水温，只要稍高于人体温度即可。

◎洗澡的顺序

洗头发

　　给宝宝洗澡的第一步就是洗头发，妈妈可以坐在小板凳上，让宝宝仰卧在妈妈的左侧大腿上，用前臂将宝宝的臀部夹在妈妈的左腰部，要让宝宝的面部朝上，头部微微向下倾斜，用左手托住宝宝的头部和颈部，左手的拇指和中指捏住宝宝双侧耳朵，将耳孔堵住，以防止水流入耳道，再用右手为宝宝洗头。洗头用的洗发液最好是无泪配方的。

洗脸

　　洗完头发之后就可以开始给宝宝洗脸了

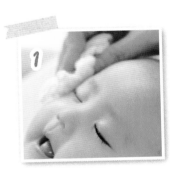

　　1.先清洁眼睛，用半干的小毛巾或纱布从眼睛的内侧向外侧轻轻擦拭，眼部分泌物较多的地方要擦拭干净。

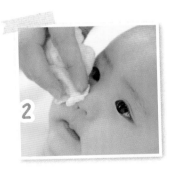

　　2.清洗鼻子和耳朵后面及耳郭内外皮肤，注意毛巾不能太湿，否则容易将水弄进外耳道中。

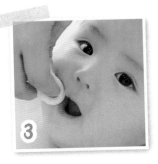

　　3.最后清洗口鼻周围、脸颊和前额皮肤。每擦一个部位之后，都要重新清洗毛巾，防止感染。

洗身体

洗完头和面部后，可去掉浴巾，将宝宝放入浴盆内，以左手扶住宝宝头部，用右手顺序洗宝宝颈部、上肢、前胸、腹部，再洗后背、下肢等处。

洗臀部

男宝宝：先把肛门周围擦干净，然后用软毛巾蘸温水清洗，擦净肛门褶皱里的脏东西。

女宝宝：为女宝宝清洗外阴时，要按照从上到下，从前到后的顺序清洗，预防来自肛门的细菌蔓延至阴道引起感染。

宝宝吐奶怎么办

吐奶是宝宝在吃奶时常见的现象。就好像宝宝吃多了，有时顺着嘴角往外流奶，或有时一打嗝儿就吐奶，这些一般都属生理性的反应。这与宝宝的消化系统尚未发育成熟及其解剖特点有关。

◎如何避免吐奶

宝宝的消化系统尚未发育成熟，当宝宝吃得过饱或吞咽的空气较多时就容易发生吐奶，但对宝宝的成长发育并无影响。

避免吐奶的办法

1	不要让宝宝吃得太急。如果奶胀、喷射出来，会让宝宝感到不舒服
2	在喂奶中以及吃饱后注意拍嗝儿
3	喂奶后最好让宝宝竖立20～30分钟，也别急着逗宝宝玩

◎吐奶后的处理方法

每次喂完奶后，竖抱起宝宝轻拍后背，即可把咽下的空气排出来，且睡觉时应尽量采取头稍高右侧卧位，便会克服溢乳的发生。侧卧位可预防奶汁误吸入呼吸道并由此引起的窒息。为了防止宝宝头脸睡歪，应采取这次奶后右侧卧位，下次奶后左侧卧位。若发生呛奶，应立即采取头俯侧身位，并轻拍背，将吸入的奶汁拍出。一般情况下，吐出的奶远远少于吃进的奶，家长不必担心，只要宝宝生长发育不受影响，偶尔吐一次奶也无关紧要。若每次吃奶后必吐，那么就要做进一步检查，以排除疾病而致的吐奶。

◎吐奶后如何喂奶

　　遇到这种情况时要根据新生儿当时的状况而定：有些新生儿吐奶后一切正常，也很活泼，则可以试喂，如新生儿愿吃，那就让新生儿吃好；而有些新生儿在吐奶后胃部不舒服，如马上再喂奶，新生儿可能不愿吃，这时最好不要勉强，应让新生儿胃部充分休息一下。

观察宝宝的大小便　　良好的习惯和生活能力以及社会交往能力其实都是在婴幼儿时期奠定的。宝宝排便、排尿习惯培养的发展过程同样如此。

◎大便的正常形状与次数

　　遇到这种情况时要根据新生儿当时的状况而定：有些新生儿吐奶后一切正常，也很活泼，则可以试喂，如新生儿愿吃，那就让新生儿吃好；而有些新生儿在吐奶后胃部不舒服，如马上再喂奶，新生儿可能不愿吃，这时最好不要勉强，应让新生儿胃部充分休息一下。

正常的大便

　　新生儿开始喝母乳后，会排出湿湿的黄色稀便。这种情况会持续一段时间。

　　只要喝配方奶粉就排混着白色颗粒的黄色便，水分多，会渗入尿布。

　　排出的清黄色便便，混着白粒，水分较多，呈稀便。

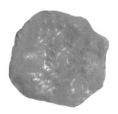
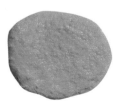

不正常的大便

灰白色大便：有可能是胆道梗阻或是胆汁黏稠甚至可能感染上肝炎。

黑色大便：胃或肠道可能出血了。

带有鲜红血丝大便：可能是大便干燥或者肛门周围皮肤皲裂导致。

赤豆汤状大便：多见于早产儿患上出血性小肠炎后排便。

淡黄色的糊状大便：可能是脂肪消化不良。

黄褐色的稀水样大便：伴有奶瓣和刺鼻气味，可能是蛋白质消化不良。

◎异常的排尿情况

尿量减少

月龄越小的宝宝尿的浓缩和重新吸收的功能就越不成熟。若单纯只是饮水不足导致的，父母可不必紧张，及时给宝宝补足水即可。如果之前宝宝有过呕吐或者腹泻的情况，那就该是水分随之大量排出体外造成的。这时候容易造成脱水或者电解质平衡紊乱情况，应及时去医院就诊。

排尿过频

如果伴有尿量随之增加的情况，那往往是生理原因造成，不需担心。如果出现频繁排尿，尿量却不增加，那可能是病理性原因导致，应及时去医院就诊咨询。

尿液变白

一般来说寒冷的冬季容易出现尿液泛白，有时还有白色沉淀。这往往是因为尿中的尿酸盐增多造成的。白色的沉淀物就是尿酸盐结晶，如果加一些冰醋酸到尿里，就会发现沉淀很快溶解，尿液也回复清亮透明。

温馨★提示 但是如果宝宝的尿不仅发白，同时还伴有尿液混浊或者有特殊的臊臭气味，同时还有尿频、尿急，甚至排尿时会哭啼。那很有可能是宝宝的泌尿系统已经受到了感染，出现了脓尿，此时需及时去医院就诊。

宝宝哭闹怎么办 哭泣是宝宝的"语言"，所以了解宝宝的哭声，并积极地给予抚慰和帮助，对宝宝的健康成长很有意义。

◎生病时

腹痛是新生儿突然哭闹的主要原因。一般由进食过多、腹部胀气、腹泻、便秘或肠套叠等症状引起。当宝宝长到4个月时，肠胃运动增加，所以很可能引起肠套叠。患肠套叠的宝宝会突然剧烈哭闹4～5分钟后，静歇片刻又哭闹，并伴有呕吐现象，甚至出现果酱色大便，出现类似情况应立即送往医院就诊。此外，发热时哭闹不安，大部分是由于中耳炎或外耳道炎引起的。

◎尿布湿了或不舒服

有时宝宝睡得好好的，突然大哭起来，好像很委屈，可能是尿布湿了，换块干的，宝宝就安静了。如果尿布没湿，可能是宝宝做梦了，或者是宝宝对一种睡姿感到不舒服了，想换换姿势可又无能为力，只好哭了。那就拍拍宝宝告诉他"妈妈在这儿，别怕"，或者给他换种睡姿，他很快又接着睡了。

◎饥饿时

当宝宝饥饿时，哭声很洪亮，哭时头来回活动，嘴不停地寻找，并做出吸吮的动作。只要一喂奶，哭声马上就停止，而且吃饱后或安静入睡，或满足地四处张望。

◎太冷或太热时

当宝宝冷时，哭声会减弱，并且面色苍白、手脚冰凉、身体紧缩，这时把宝宝抱在温暖的怀中或加盖被子，宝宝觉得暖和了，就不再哭了。

如果宝宝哭得满脸通红、满头是汗，一摸身上也是湿湿的，可能是被窝太热或宝宝的衣服太厚，只要减少铺盖或衣服，宝宝就会慢慢停止啼哭。

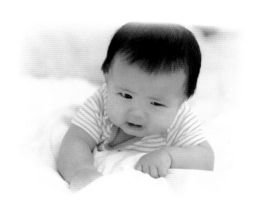

15 12